流 行 控 制
Managing Epidemics

重大致死性传染病的关键事实
Key Facts about Major Deadly Diseases

U0310697

主 译 周祖木

副主译 陈 浩 邹 艳

译 者（按姓氏笔画排序）

王孝忠 湖北省宜昌市动物疫病预防控制中心	邹 艳 浙江省疾病预防控制中心
任江萍 浙江省疾病预防控制中心	陈 浩 温州医科大学附属第二医院
刘建华 湖北省宜昌市疾病预防控制中心	易晋华 湖北省宜昌市疾病预防控制中心
李万仓 浙江省温州市疾病预防控制中心	周祖木 浙江省温州市疾病预防控制中心
杨小伟 浙江省温州市卫生健康委员会	胡蔡松 浙江省温州市疾病预防控制中心
杨桂丽 浙江省温州市疾病预防控制中心	蔡彩萍 温州医科大学附属第一医院
何寒青 浙江省疾病预防控制中心	

人民卫生出版社

中文版《流行控制：重大致死性传染病的关键事实》

ⓒ 人民卫生出版社 2019

This translation was not created by the World Health Organization(WHO). WHO is not responsible for the content or accuracy of this translation. The original English edition Managing epidemics：key facts about major deadly diseases. Geneva：World Health Organization；2018. Licence：CC BY-NC-SA 3.0 IGO shall be the binding and authentic edition.

图书在版编目（CIP）数据

流行控制：重大致死性传染病的关键事实/瑞士世

界卫生组织（WHO）主编；周祖木主译. —北京：人民

卫生出版社，2019

ISBN 978-7-117-29003-6

Ⅰ.①流… Ⅱ.①瑞…②周… Ⅲ.①传染病预防②

传染病-控制 Ⅳ.①R183

中国版本图书馆 CIP 数据核字（2019）第 216843 号

人卫智网	www.ipmph.com	医学教育、学术、考试、健康，
		购书智慧智能综合服务平台
人卫官网	www.pmph.com	人卫官方资讯发布平台

版权所有，侵权必究！

流行控制：重大致死性传染病的关键事实

主　　译：周祖木

出版发行：人民卫生出版社（中继线 010-59780011）

地　　址：北京市朝阳区潘家园南里 19 号

邮　　编：100021

E - mail：pmph @ pmph.com

购书热线：010-59787592　010-59787584　010-65264830

印　　刷：北京顶佳世纪印刷有限公司

经　　销：新华书店

开　　本：787×1092　1/16　印张：15

字　　数：396 千字

版　　次：2019 年 11 月第 1 版　2019 年 11 月第 1 版第 1 次印刷

标准书号：ISBN 978-7-117-29003-6

定　　价：128.00 元

打击盗版举报电话：010-59787491　E-mail：WQ @ pmph.com

（凡属印装质量问题请与本社市场营销中心联系退换）

译者序

传染病流行经常发生，自 100 年前西班牙流感大流行以来，全球出现了许多传染病的流行，如埃博拉病毒病、拉沙热、寨卡病毒病、禽流感、中东呼吸综合征等，这些疾病无一不对人的健康乃至生命安全造成严重影响，并导致全球经济的严重损害，因而引起各国政府和相关部门的高度关注。

由于传染病流行与社会因素和自然因素，包括生物学的、环境的及生活方式的改变等密切相关，如果其中某个环节出现问题，则会导致严重后果。由于这些传染病流行具有潜在的国际威胁，并可在短时间内扩散，而且比以往传播得更快、更广，故需及时作出正确的应对甚为重要。不仅要对传染病流行作出及时应对，还需查出导致这些疾病流行的根本原因，从而在源头上预防、阻断这些传染病的传播。精心准备、积极防范和及时应对对预防传染病流行甚为重要，同时也可降低这些流行导致国际性传播的影响。

世界卫生组织高度重视传染病控制工作，并从全球角度选择了对人类威胁最为严重的 15 种传染病。这些疾病几乎都受世界卫生组织《国际卫生条例》(2005)的监控，而且是全球健康安全议程的一部分。对此，世界卫生组织组织相关专家编写了这本《流行控制：重大致死性传染病的关键事实》(Managing Epidemics：Key Facts about Major Deadly Diseases)，重点介绍这些传染病的一些实用的、不可或缺的重要事实，作为各国传染病防控专家以及世界卫生组织驻成员国代表应对这些传染病流行的指南，以便在流行初期就能迅速有效地对这些传染病流行作出及时应对。

本书内容丰富，权威性强，概念清晰，论述全面系统，注重科学性、实用性、可操作性，不仅可供传染病防控人员、临床医生、卫生应急人员、卫生行政人员使用，还可供传媒工作者、健康教育和促进工作者等阅读参考，也可作为相关领域培训的教材。本书适应面广，既可供发达国家使用，也可供发展中国家使用。

在本书翻译过程中，承蒙世界卫生组织和人民卫生出版社的大力支持，承蒙本书的各位译者在很短的时间内抽暇译完各个章节，在此表示衷心的感谢！

由于我们学识水平有限，难免在译作中存在缺点和错误，敬请读者批评指正。

周祖木
2019 年 3 月 16 日

原著前言

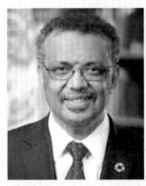

2018 年是西班牙流感 100 周年,西班牙流感是历史上有记录以来最致命的暴发,死亡人数达到 5 000 万,比第一次世界大战的死亡人数还要多。

幸运的是,自那时以来我们还没有遇到如此大规模的突发公共卫生事件,但我们随时可能会遇到。暴发的事实是严酷的,世界仍旧是脆弱的。我们不知道下一次流感在哪里发生,何时发生,但我们知道那将会是异常可怕的损失,对人的生命和全球经济都会造成严重损害。

我们永远不会忘记 2014 年的西非埃博拉病毒病暴发。我们从此获得了有价值的经验和教训:全球健康安全取决于其最薄弱的环节。在所有人安全之前,没有人是安全的。

保持世界安全是我们新的总体工作规划中世界卫生组织三大策略性优先项目之一。我们为自己设定了目标,下一个五年有 10 多亿人将获得更好的保护,免遭疾病流行和其他卫生事件。

本手册是很有价值的工具,可帮助各国向该目标迈进。它还提供专家指南以帮助世界卫生组织驻成员国代表和其他人能在暴发初期进行快速应对。

但是仅仅对暴发进行应对还是不够的。我们必须查出健康不安全的根本原因,来尽力预防这些暴发,而最脆弱人群往往缺乏基本的卫生服务。

最后,对健康安全的最大威胁是缺乏普遍的卫生覆盖。普遍的卫生覆盖和健康安全是同一硬币的两面。

2018 年也是世界卫生组织的里程碑之年。

2018 年是世界卫生组织成立 70 周年——提示为什么创建世界卫生组织的理由不管在初创时还是当今均是合乎时宜的。世界卫生组织的创建是基于所有人应能实现其最高的可能的健康水平之权利。"人人健康"一直是我们的指引目标。

我们能创建一个无疾病大流行的世界吗?根本没有如此的担保书,但由于有了精心准备和快速应对,我们就能预防大多数失去控制的暴发,降低这些暴发导致国际性传播的影响。

首先我们必须根据《国际卫生条例》,在国家、地区和全球层面构建和维持恢复能力,来预防、侦测和应对暴发。

其次,我们必须确保受突发事件影响的人群能快速获得基本的抢救生命的卫生服务,包括药物和疫苗。

这就是为什么世界卫生组织在全球各地开展工作以加强卫生系统,建立在以人为中心的初级卫生保健的基础上,重点针对健康促进和疾病预防,以及重点关注监测系统的原因。

实施这些优先项目当然需要花钱,但花钱只占毫无准备的其余项目所需费用的一小部分。总之,预防不仅胜于治疗,而且更为经济。

Tedros Adhanom Ghebreyesus 博士
世界卫生组织总干事

(周祖木 译)

关于本书

本书目的

传染病流行正在世界各地频繁发生，比以往传播得更快、更广。这种威胁的背景因素是生物学的、环境的及生活方式的改变等。

新发疾病和许多古老疾病的再现可能发生致病的结合，需要所有国家的紧急应对。制订流行预防和控制的计划和做好防范是至关重要的。这本流行控制手册的目的是提供有关这些应对的专家指南。

这本手册虽然可供广大读者阅读，但主要旨在帮助世界卫生组织驻成员国代表在暴发初期能迅速有效地做出应对。

本手册提供简明扼要和基本的新知识，以便世界卫生组织驻成员国代表为各国卫生部提供建议。具体来说，本手册详尽分析和阐明了共 15 种不同传染病以及对每种传染病的必要应对。

选择这些疾病是由于这些疾病具有潜在的国际威胁，并急需对其做出及时应对。这些疾病几乎都受世界卫生组织《国际卫生条例》（2005）的监控，而且是全球健康安全议程的一部分。

也许本手册所述的最大威胁是大流行流感，该病难以预测，且不可避免。在最糟糕的情况下，在确定病毒后 6 个月或更长时间，还没有保护性疫苗，甚至还出现全球疫苗短缺。

面对这样或那样的威胁，本手册重点介绍有关传染病需要知道的实用的和不可或缺的东西，这对国家政治和业务决策者都是非常重要的。读者也能查阅更详尽的世界卫生组织指南。在编写本手册的同时，还制作了世界卫生组织慕课（Massive Open Online Courses，MOOC），以供在世界卫生组织网站开放使用（https://openwho.org）。

本书构成

本手册由三部分构成：

- 第一部分"21 世纪的流行"提供了有关 21 世纪流行剧增的主要特征和控制流行不可或缺的要素的真知灼见。
- 第二部分"熟知内情——15 种致死性传染病的 10 个关键事实"包括 15 种致死性传染病（埃博拉病毒病、拉沙热、克里米亚-刚果出血热、黄热病、寨卡病毒病、基孔肯雅热、禽类和其他动物源性流感、季节性流感、大流行流感、中东呼吸综合征、霍乱、猴痘、鼠疫、钩端螺旋体病和脑膜炎球菌性脑膜炎）的关键信息。这一章节提供了应对所有这些疾病流行所需的干预措施知识点。
- 第三部分"工具箱"是一些其他重要主题（如世界卫生组织的作用、国际协调小组、实验室诊断和传染性物质运输、媒介控制）的概况和简要指南。

本手册通过构建以供共享的概念和思想框架基础，其中包括共同术语，使世界卫生组织的三个层面——总部、地区办事处和驻成员国代表处，能同时有效地工作。

本手册将定期更新。下一个版本将纳入一些其他的传染病。

（周祖木　译）

目录

第一部分　21 世纪的流行

第二部分　熟知内情——15 种致死性传染病的 10 个关键事实

第三部分　工具箱

第一部分　　　　　　　　　　　　　21 世纪的流行

传染病的再现

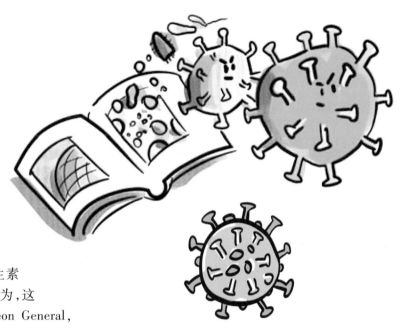

威胁持续

我们一直深知自然界的力量是不可预知的。新传染病的持续演变对人类健康的威胁，往往没有预警，就在自然环境中出现了，没有比这更能说明这一观点了。

21 世纪的头 20 来年里，这个世界已经多次清醒地意识到，全球各国和各大洲的人仍长期地对传染病（包括已知和未知的传染病）易感。

在 20 世纪 70 年代和此后多年出现了显著进展，包括新疫苗、抗生素和其他治疗和技术的发展，于是宣称人类战胜了微生物。许多专家认为，这是"合上传染病问题书籍的时候了"（Jesse Steinfeld, MD, US Surgeon General, 1969）。

这就为危险的自满打下了基础。微生物不会消亡，而只是人们视而不见而已。相反，人们将重点转向了慢性非传染性疾病，从而使这些疾病获得了更多关注，但是大自然是绝不会让步的。事实上，传染病似乎又吃惊地回到许多卫生机构和决策者的视线了。

20 世纪 70 年代以来，已发现了 1 500 多种新的病原体，其中 70% 来自动物，这是一种值得重新审查的联系。并非所有病原体都有公共卫生的影响，但其中有些已名扬四海。这些病原体包括 1976 年发现的埃博拉病毒和 1983 年发现的人类免疫缺陷病毒（HIV）。

在经过短暂停顿后，又出现了人类历史上相对新的疾病（HIV），该病在仅 35 年间就感染了约 7 000 万人，同期死亡 3 500 万人。也考虑到在近 40 年出现了 25 起埃博拉病毒病致病性暴发，这些暴发往往是在表面上处于休眠状态的长时间寂静后出现的。那么现在提出问题：

历史本身会重复吗？

答案必定是肯定的，会重复的。新的 HIV、新的埃博拉病毒、新的鼠疫、新的流感大流行，并不仅仅是可能而已。无论是通过蚊子、其他昆虫、与动物接触发生传播，还是通过人与人接触发生传播，唯一重要的不确定性是这些传染病或等同致病的东西何时会来临。

那么接下来显而易见的问题是：我们对此应该做什么？本手册的目的是提供尽可能多的答案。在回答问题时，本手册审查了许多有挑战性和有效的或可能的解决方法，包括从医学和技术到社会和政治的各种方法。

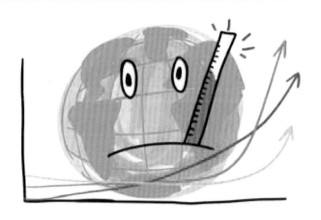

21 世纪:已发生一系列的灾害事件

为了试图更加清晰地看见前面的道路,我们需要经常转过头来看看。21 世纪初期的这些年份已经深深地刻上许多重大疾病流行的印记,因此尤其要这样做。

以最古老的灾难鼠疫为例,这是以前的事件吗? 并非如此。2017 年马达加斯加的鼠疫大暴发导致至少 2 417 例确诊病例、可能病例和疑似病例,包括 209 例死亡病例。大多数病例是更加致命的肺鼠疫,也可从人传给人。但也有数百例腺鼠疫病例。有 9 个与马达加斯加有贸易和旅行联系的国家和领地处于鼠疫戒备状态。

所获得的教训就是,随着时间的推移,疾病消失非常罕见,但似乎总会有新的疾病发生。

严重急性呼吸综合征(SARS)在 2003 年以前闻所未闻,但全球发病 8 000 多人,其中十分之一死亡,导致恐惧和恐慌,造成经济巨大损失,尤其在亚洲国家。

2009 年一种新的流感病毒(H1N1)开始传播,成为 21 世纪首个流感大流行。但是,这也成为谨慎地抱有希望的理由,由于最近开展了防备工作,疫情没有预期的那样严重。这些工作的意义是本手册的核心问题。2012—2013 年有一种新的病毒在中东出现,导致中东呼吸综合征(MERS)的流行,并灾难性地扩散到该地区以外的其他国家。

2014 年西非(几内亚、利比里亚和塞拉利昂)埃博拉病毒病流行与 1976 年以来观察到的以前 24 个局部暴发不同。该病在地理上没有受到遏制,严重影响了 3 个非洲国家,扩散到 3 个洲 6 个其他国家,并引发全球预警。

2015 年,通过埃及伊蚊传播的寨卡病毒引发了一波巴西小头症。该病导致未出生婴儿大脑的严重损害。当时近 70 个国家相继发生寨卡病毒病流行。由于全球大部分热带地区传播疾病的埃及伊蚊密度高,有可能还会发生更多流行。

因此,如此清楚的模式会陆续出现。古老的疾病,如霍乱、鼠疫、黄热病往往死灰复燃,新的疾病总是加入其中。每年向世界卫生组织报告的霍乱暴发大约 40 起。

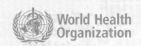
World Health Organization

黄热病(中非、巴西)

寨卡病毒病

H7N9

埃博拉病毒病 (西非)

H1N1

H5N1

中东呼吸综合征-冠状病毒

SARS

霍乱 (海地)

霍乱(也门)

鼠疫(马达加斯加)

2000年以来重大传染病流行威胁

2000　2001　2002　2003　2004　2005　2006　2007　2008　2009　2010　2011　2012　2013　2014　2015　2016　2017　2018

抵抗传染病流行威胁的国际合作项目

GAVI

GAVI(疫苗联盟)是一个国际组织,成立于2000年,旨在为居住在世界上最贫困国家儿童获得新的和过少使用的疫苗。

GOARN

GOARN(全球暴发预警和应对网络)是对现有的机构和网络进行技术合作,集中人力和技术资源,对有国际意义的暴发进行快速识别、确认和应对。

IHR (2005)

IHR(国际卫生条例)(2005)是一个国际性法律,旨在帮助各国共同努力来拯救由疾病国际性传播和其他卫生危险所致的生命和生计。该条例的目的是预防、抵御、控制和应对疾病的国际性传播,同时避免对国际旅行和贸易造成不必要的干预。

PIP框架

PIP框架　大流行流感防范(PIP)框架将成员国、企业界、其他利益相关者和WHO联合起来,实施全球大流行流感防范和应对计划。其关键目标包括:
—改善和加强具有人类大流行可能的流感病毒的共享;
—增加发展中国家获得疫苗和其他大流行相关物品。

PIP 评审

IHR 评审

图例
流行
大流行

时间轴

21世纪重大传染病及抵御这些疾病的协作机制

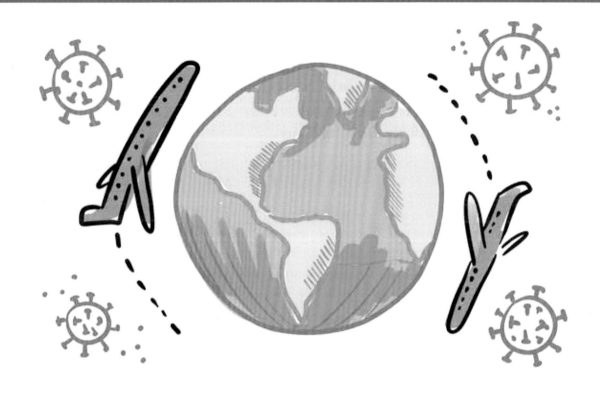

传播更快更远，影响更大

这种类型还有一个深陷麻烦的问题。21 世纪的流行比以往传播得更快、更远。暴发在以前往往为局部性，现在很快变为全球性，事实上就如同洲际航班飞行一样快。从地球一侧乘飞机来的人可在数小时内，甚至在出现症状前，就会将新的疾病传入另一侧。微生物通过这种方式，远离其来源地，找到了新家。

例如，2009 年的流感大流行在不到 9 周的时间传播到各大洲。最近的黄热病暴发显示，该病从安哥拉远道而来，传到中国。但是，幸运的是，仅有输入病例，而未在蚊子中发生持续循环。

2015 年，有一位旅行者在中东逗留后返回韩国，并在回家时发生中东呼吸综合征（MERS）。韩国暴发的后果包括 186 例病例，36 例死亡，2 个月内暴发相关的损失共约 80 亿美元。

因此，21 世纪流行的传播可能更广、更快，可能累及的人数越来越多。这些流行对受累国的经济产生毁灭性打击，并累及全球经济，破坏了旅游、贸易和生活。

做好准备发现下一起暴发

随着全球化的影响,人口流动规模大,城市化加剧,下一个新发现的病毒可能会传播得更快更远。但预测该病毒特性或其来源,或者从哪里开始传播,是不可能的。

但我们可以很有把握地说,当病毒来临时:(a)在识别病毒时最初会有延误;(b)对贸易和旅行有严重影响;(c)会有公众反应,包括焦虑,甚至会发生恐慌或混乱;(d)会得到媒体报道的宣传和鼓动。

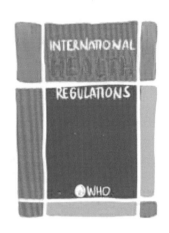

全球卫生安全的概念是本手册的中心问题,它体现了发自人类社会或代表人类社会的新决心,以保护自身,预防由暴发导致的健康损害和社会动荡。包括依靠修改的更有权威的《国际卫生条例》(2005),为全球提供预防传染病威胁的各种途径和方法。

但是,为了使世界更加安全,全球卫生安全严重依赖更强的意识,以及不同国家、组织和社团间的协同合作。由于围绕新发疾病的连续科学不确定性,需要比以往有更多的合作和全球警示,至少要改善早期侦测。

然而,最近的暴发显示这可能会有多么困难,甚至采用良好的公共卫生监测,也是如此。新发传染病一般由临床医生早期发现,因临床医生可以发现严重疾病的异常集聚性,并采集标本送实验室检测诊断和报告监测机构。

全球比较贫困的社区,尤其是遥远地区的社区往往缺乏易于获得的治疗。当发生传染病威胁时,这一点就有重要意义。西非埃博拉病毒病暴发有2个多月仍未得到诊断。由于这段时间的延误,导致病毒扩散而未被发现,并到达省会城市,从而导致这些城市的大流行。在这样的环境下,提高临床医生的意识,并为其提供相关知识和诊断工具,使其作为发现者和一线应急人员能有效地开展工作,这一点非常重要。

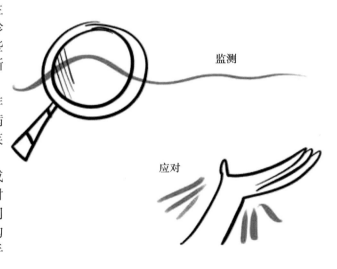

监测

应对

如同我们早期所述,另一个增加卫生安全的不可或缺的部分是防备。这应该是非常灵活的,可适用于任何新的病原体,但主要应该针对已知的病原体,因为其中有些病原体与其以前的特性有所不同。早些时候报告的最近马达加斯加鼠疫暴发是已知疾病新类型的很好示例。

此外,以前未知传染病的出现所产生的恐惧与其真正的公共卫生危害明显地不成比例。恐惧往往会产生不当的决策或不合适的行为,包括对某些高危人群的羞辱。对旅行、贸易以及经济的影响可能是不均衡的,如在韩国发生中东呼吸综合征流行期间所观察到的一样。全球卫生安全在某种程度上也包括经济和人类安全。因此,风险沟通对减少流行对社会、政治以及随后的经济所带来的影响是至关重要的,这也是本手册的主要重点内容。

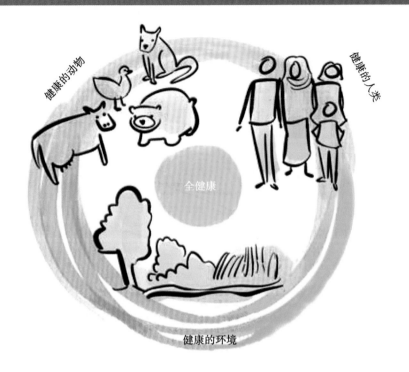

健康的动物

健康的人类

全健康

健康的环境

全健康与新发和再发病原体

　　无论是长期为大家所熟悉的,但目前对新的、免疫学易感的人群形成威胁的病原体的再现,还是新发现的病原体,都可导致流行。这些流行是以一系列令人畏惧的细菌、病毒、真菌和寄生虫等物种形式而出现的。有些病原体存在于污染的水和食物中;另一些则是存在于我们所呼吸的空气中或通过接触而携带着。

　　如前所述,新发现的人类病原体中,70%来自动物。这是一种新的威胁,因为动物需集约化养殖、运输进行贸易,在市场上会与其他物种和人类密切接触。

　　早期发现往往依赖于动物卫生部门和野生动物部门的密切合作("全健康"方法),而在动物或环境中出现的早期信号往往被忽略。这种合作方法,作为全球卫生

安全的另一个关键部分,也可在早期通过减少动物-人传播来控制暴发。

　　由于这些疾病罕见,暴发通常很快得到控制,因此对研究界和生产商来说,这些流行在研发医学防控用品过程中并不处于优先地位。然而,精确地确定传播模式和医学防控用品尚需进行更多的研究。

　　今天严酷的现实是对大多数新发疾病迄今还没有疫苗和治疗药物。但这并非像初看上去那样无望。世界卫生组织已经制订了一份预防流行的研发行动计划。这是一份可迅速启动流行期间研发行动的全球策略和防范计划,旨在迅速获得可用于抢救生命和避免大规模危机的有效检测、疫苗和药物。然而,公共卫生干预措施主要依靠社会隔离措施和控制传染源,如宰杀传染的动物,消除传染源,来减少人的传播。因此,为了预防新发传染病的传播,至关重要的是,确保早期发现新的病原体和人与人传播的起始。

　　要积极鼓励和促进国际信息和实验室病毒的共享。这对加强研发医学防控用品是非常必要的。这种共享的结果包括可抢救生命的干预措施(疫苗、诊断试剂和治疗药物)。但是,为了确保这些干预措施可以广泛使用并能公平地获得,也需要通过特殊的机制来奠定基础。

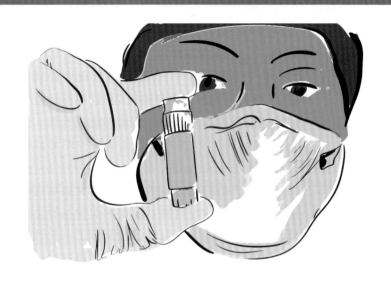

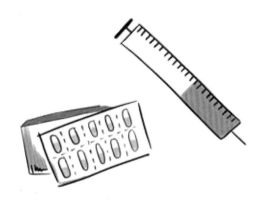

已知的流行：仍是严重的威胁

幸运的是，对一些已知流行病（如霍乱、HIV 感染、流感、脑脊髓膜炎、疟疾、结核病和黄热病）的控制规划早已制订，并已广为应用。

然而，即使医学防控用品可以获得，但由于这些疾病具有快速变异的特性（如流感）或由于难以公平地获得有效的公共卫生措施，这些疾病对全球大部分人群仍有威胁。获得疫苗受限的理由有多种，包括生产能力不能满足需求（如黄热病、流感）；疾病暴发耗尽了现有疫苗（脑脊髓膜炎）；在紧急状态下因市场缺少供应而难以获得干预物品（如口服霍乱疫苗）。此外，在许多受累国家，现有卫生保健体系的薄弱阻断了医疗用品（如诊断和治疗物品）的有效获得。

因此，虽然令人放心的是可以获得渊博的知识和大量可能的控制措施，但专家指南仍必须结合科技进展并持续更新。同样重要的是，必须改善全球各地抢救生命的干预措施的获得。

目前全球的策略是通过疫苗接种、对其他防控用品的投资及其应用，达到消除或根除这些传染病的目的。

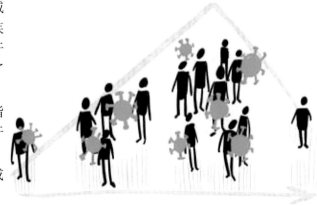

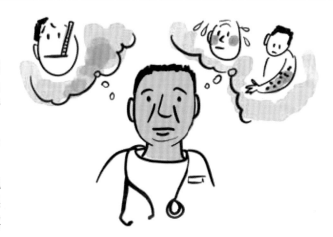

加强卫生系统：对流行是非常必要的

为了减少流行的危害，保护卫生工作者，确保在流行期间和之后卫生服务的持续性，拥有更强的卫生系统是必要的。流行和大流行使这些系统承受很大压力。大量患者突然涌入医疗机构，消耗了系统的能力和资源，如在资源已经匮乏的地区，就更加严重和更加明显了。

在出现流行并发生传播时，不可避免地会引起大多数卫生应急人员的关注，并占用了大多数卫生系统的人力和财政资源以及医疗用品和技术。

人员、工作和医疗物品都倾向于突发事件的应对。这往往会忽略了简单的和常规的基本卫生服务。与流行无关但有健康问题的人感到难以获得卫生保健服务。如果对卫生系统造成破坏，则有些人可能会由此而死亡。其他疾病因为未能得到治疗，其发病率可能上升。

此外，卫生保健机构，尤其是急诊室，可成为传播的中心。如果未采取合适的预防和控制措施，那里就会有许多人获得感染。这一点在一些未知的和新发现的病原体（如中东呼吸综合征）就特别明显。如发现传染病不及时，会导致采取合适保护措施的延误。如果卫生保健人员、家庭成员和其他患者不知道如何保护自己，则感染的患者可能会传播疾病。由于卫生保健机构和急诊室通常比较拥挤，缺乏合适的预防和控制措施，诸如分诊、隔离和其他预防措施，后果可能是非常严重的。

在流行后卫生系统的恢复力对未做好准备的卫生系统来说可能是个挑战。实际上，

如果卫生系统准备不足，难以应对传染病的流行，则在应对现场的卫生保健人员自己会被感染和死亡。正如这些案例所造成的悲剧，并产生更广泛的不良后果。在医务人员缺少的国家，多损失几位医务人员就会进一步削弱卫生系统。培训新的医务人员和恢复卫生人员数量需花费数年时间。同时，其他限制因素正成为卫生系统的负担，而该系统仍需提供通常的日常服务。

因此，应进行长期大量的投资来加强卫生系统，以便能够在流行之前、期间和之后提供安全的、有效的和高质量的卫生服务。关键的因素包括合适的卫生财政系统和量身定做的工作人员，这些人员是经培训的、安全的并配备个人保护设备的。此外，获得基本的医疗物品和技术以及业务连续性计划，对确保卫生系统有足够的强大来抵御需求的增加和减缓破坏力很强的流行所产生的危害是非常必要的。

（周祖木　译）

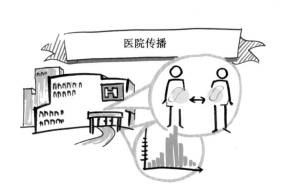

医院传播

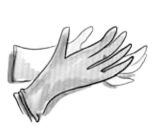

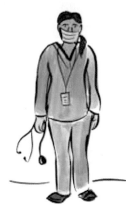

2011—2017[**] 年全球流行事件[*]：共 1 307 起流行事件
流行事件数按病种和按年分布

	2011	2012	2013	2014	2015	2016	2017[**]	合计
黄热病	17	12	8	2	4	10	4	57
基孔肯雅热	8	10	3	29	27	14	4	95
病毒性出血热						6	4	10
埃博拉病毒病	1	2		11	4	3	1	22
马尔堡病毒病		1		1			2	4
克里米亚-刚果出血热	3	5	6	8	7	7	13	49
裂谷热	1	1	1	1	1	4	5	14
霍乱	62	51	47	37	44	42	25	308
伤寒	20	23	5	2	8	3	14	75
志贺菌病	25	24	28	29	4	2	1	113
鼠疫	8	7	6	10	7	6	3	47
拉沙热	2	1	2	3	2	7	6	23
西尼罗热	11	15	15	11	11	18	10	91
寨卡病毒病			5	7	19	54	52	137
脑脊髓膜炎	14	20	19	19	19	23	23	137
中东呼吸综合征-冠状病毒		3	10	17	12	7	8	57
甲型流感	5	6	7	9	10	5	9	51
猴痘	1				2	2	5	10
Nodding综合征		1	1					2
尼帕病毒感染	1	1	1	1	1			5

[*]分析排除脊髓灰质炎。分析流行和大流行的疾病如下：禽流感甲型［(H5N1)、(H7N9)、(H7N6)、(H10N8)、(H3N2)、(H5N6)、(H9N2)］、基孔肯雅热、霍乱、克里米亚-刚果出血热、埃博拉病毒病、拉沙热、马尔堡病毒病、脑脊髓膜炎、中东呼吸综合征-冠状病毒、猴痘、Nodding综合征、尼帕病毒感染、鼠疫、裂谷热、志贺菌病、伤寒、病毒性出血热、西尼罗热、黄热病、寨卡病毒病。如果一个国家每年一种疾病导致1起以上流行事件,则该国那年发生的流行事件仅算为1起。 病例包括输入性病例和当地传播的病例。

[**]WHO/IHM数据,截至2018年1月12日(注：2017年的数据不完整)
　来源：报告给WHO的数据和根据媒体报告的数据

流行病事件数*的按年分布**

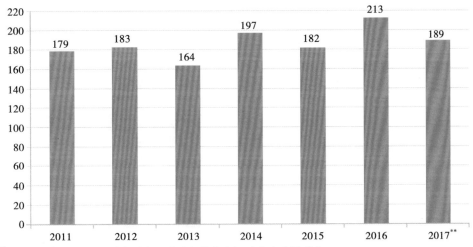

*分析排除脊髓灰质炎。分析流行和大流行的疾病如下:禽流感甲型［(H5N1)、(H7N9)、(H7N6)、(H10N8)、(H3N2)、(H5N6)、(H9N2)］、基孔肯雅热、霍乱、克里米亚-刚果出血热、埃博拉病毒病、拉沙热、马尔堡病毒病、脑脊髓膜炎、中东呼吸综合征-冠状病毒、猴痘、Nodding综合征、尼帕病毒感染、鼠疫、裂谷热、志贺菌病、伤寒、病毒性出血热、西尼罗热、黄热病、寨卡病毒病。如果一个国家每年一种疾病导致1起以上流行事件,则该国那年发生的流行事件仅算为1起。病例包括输入性病例和当地传播的病例。

**WHO/IHM数据,截至2018年1月12日(注:2017年的数据不完整)
来源:报告给WHO的数据和根据媒体报告的数据

流行是一种负担

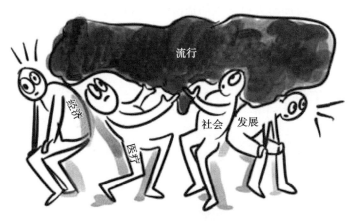

（周祖木　译）

21 世纪流行的挑战和危险因素

流行和大流行的特征最近发生了改变,接下来还会继续发生改变。许多新的因素造成了传染病传染性的增强和病情的加重。

新的生活方式进一步促进疾病的传播

新的更强的因素因为增加了人与人之间的接触,或增加了动物与人之间的接触,从而促进了疾病的传播。在一个全球快速变化的时代,这些因素中很多几乎是不可避免的。其中之一是人群的快速大规模流动,不断增多的交通和国际旅游,以及大城市之间更高程度的互联互通,这些大城市是飞机、火车、公路车辆和船只的主要交通枢纽。

同时,全球化意味着国家之间日益增长的贸易往来以及国内国际日益增长的人员来往。几十年来,越来越多的人从农村迁往城市,寻找更好的工作和改善生活水平。前所未有的城市化水平和城市居民人口的不断增加,不可避免地给传染病传播带来更大的风险。

城市周边人口密集的地区,即农村地区与城市地区重叠的地方,至少也有这些风险。人与家畜、家畜与野生动物之间密切和反复的接触,增加了出现新流行的可能性。更糟糕的是,这些城市周边地区往往比较贫困,而当地居民获得卫生保健的机会更少。

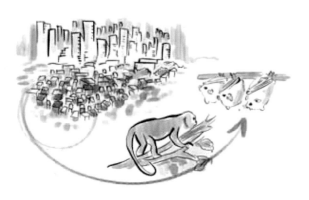

这里的双重危险是他们的感染可能未被发现和未经治疗,而检测、预防和控制疾病的选项却减少。2014年的埃博拉病毒病暴发已显然证明了这一点。

令人遗憾的是,在 21 世纪的最初几年里,发生了许多人道主义紧急状态,大量人口因躲避内乱、政治不稳定、冲突战争和自然灾害而流离

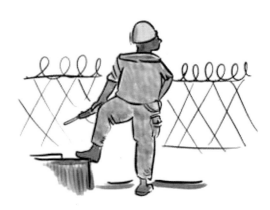

失所。数以百万计的人被迫离开家园,成为难民、寻求庇护者或经济移民。他们发现自己就生活在过度拥挤的环境中,而且也增加了传染的风险。

在土地使用、农业操作和粮食生产,如活禽和动物市场以及森林砍伐等方面,也发生了潜在的危险变化,这也导致人与野生动物之间的接触增加。这些动物中的某些动物,如猴子,很有可能是新病原体的传染源。最后,生态变化,如气候变化,也会导致疾病的传播。

其他因素也会导致流行病的致病力和死亡率增加。正如我们之前提到的,其中最主要的是获得卫生保健的机会有限,以及卫生保健系统薄弱,缺乏适当的感染预防和控制措施。上述的冲突和战争不仅造成平民的伤亡和流离失所,它们还在人们最需要的时间和地点破坏了卫生保健设施。

重新审视传统控制措施

　　我们还看到,许多传统的控制措施已不再有效。因此,应该根据人们对更多自由的期望(包括行动的自由),来重新审视这些措施。曾经被人们认可的一些措施(如检疫),对今天的许多人来说是不可接受的。

　　使用抗生素来治疗感染是 20 世纪的转折点。目前抗生素的耐药性正在上升。这是一个重要的问题,因为耐药菌株的感染可能会导致患者死亡,还可能传播给其他人,并且需要寻找新的方法来治疗和限制疾病的传播。抗生素耐药性是自然发生的,但由于药物使用不当,例如使用抗生素治疗诸如感冒或流感等病毒性感染,或在动物相关部门使用抗生素促进动物生长,从而促进了抗生素耐药性的发生。在重大传染病中,结核病的治疗受影响最大,现在已有耐多药的菌株出现。

公平和团结

　　流行是非常复杂的事件:复杂的起源、传播、影响和后果,它们可以同时发生在医疗、社会、政治和经济方面。单一病原体对全球的影响可能在不同环境中有明显差异,也没有通用的干预策略。

　　公平和团结问题往往是其中的一部分:获取医学防控用品仍然很难,尤其是在低收入国家和面临人道主义紧急状态的国家。当疫苗生产或治疗受到限制时,这种困难会加剧。市场机制不能确保根据公共卫生需求对资源进行公平分配。需要通过全球机制来确保在危机期间能公平地获得拯救生命的干预措施。许多组织[包括流行防备

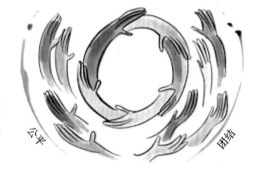

公平　　团结

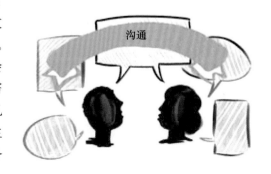

沟通

创新联盟(CEPI)、国际协调小组、全球疫苗和免疫联盟(GAVI)、大流行流感防备框架]致力于这一目标,但还需要作出更多的努力。

谣言的流行:对健康的新风险

　　一个新词"信息流行"已进入公共卫生词汇。该新词可定义为各种信息的快速传播,包括谣言、流言蜚语和不可靠的信息。它们通过日益普遍使用的手机、社交媒体、互联网和其他通信技术即刻在全世界传播。在严重传染病暴发时,基于网络滋生的"专家们"有各种各样且往往相互矛盾的观点,会导致公众混乱、焦虑甚至恐慌。虚假或误导的信息是危险的。它会引起公众普遍不愿意采用卫生当局倡导的合理的感染控制措施,从而延误关键的干预措施。

　　这就是为什么卫生当局、卫生机构、医生和专业卫生人员越来越多地使用一套复杂的技能"风险沟通"的原因。现在去学习和应用这项技能比以往任何时候更为重要。最新最准确的信息必须经常传达,必须承认与流行有关的不确定信息,以维持可信性,取得公众信任。

　　因此,我们认识到 21 世纪流行的复杂性。对流行的防控不仅仅需要新的技术,还需要整个公共卫生界的新技能和新态度。风险沟通将在本手册的后面部分作更为详细的分析。

（陈浩　译）

对传染病流行的几点关键认识

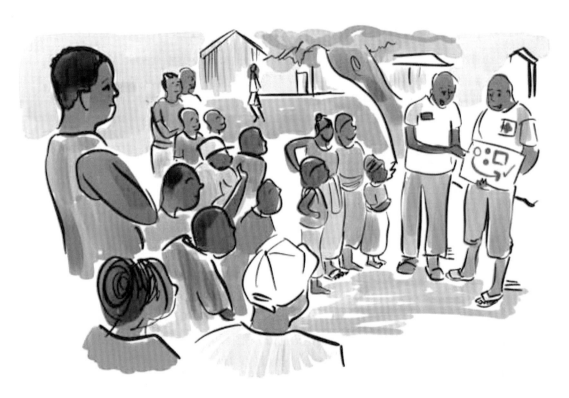

对付 21 世纪的传染病流行需要动用全社会的方法,需要把不同疾病的驱动因素全部纳入到考虑的范畴:遗传学和生物学因素、生态学与物理环境;人类行为和人口统计学;社会、政治和经济因素等。

推动和扩大暴发的许多因素逐渐汇聚到一起,故需要多学科、多部门、多层面的合作。

此外,因为流行既是医学问题,也是社会问题,所以我们需要超越传统生物医学的方法来应对流行。社会科学应作为应急能力整体的一部分,可将人类学家加入现场应急团队中。这种变化使恐惧和信任等问题能够在社会大背景下得到解决。鼓励社区的参与并提前授权给它们,让它们做好准备来确保对人类生态学有更好的理解。这样可以沟通社区和生物医学方面的观点,从而加强它们之间有效的伙伴关系,确保之前创建的伙伴关系能应对流行。

流行的各个阶段

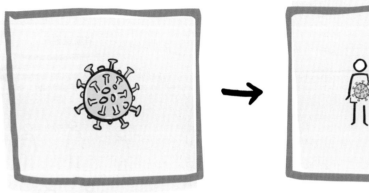

引入或新发阶段

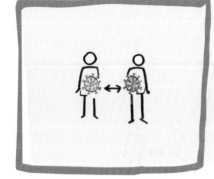

局部传播阶段

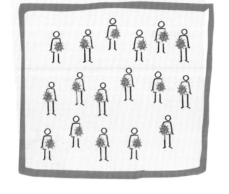

扩散阶段

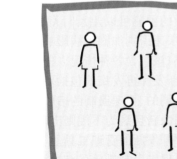

传播减少免疫阶段

　　因为新的传染病威胁通常从局部开始,所以重要的是了解其动态变化,阻止传染病在人群中的进一步传播和破坏卫生系统。虽然并非所有的流行病都要经历下述各个阶段,但是流行和大流行传染病的动态变化通常都要经历四个阶段。

　　第一阶段是社区中引入疾病或新发疾病。第二阶段是暴发并在局部传播,发生病原体引起的散发感染。在第三阶段,暴发扩散演变成流行或大流行——病原体能够在人与人之间进行传播,并导致疾病在社区中持续暴发,有蔓延到社区之外的征兆。在第四阶段,传播减速。由于获得群体免疫或采取了有效的干预措施来控制疾病,病原体在人与人之间的传播减少。本页插图展示了上述四个阶段。

　　如上所述,流行的动态变化反映了当时有必要进行应对和干预的顺序。这里有五个关键阶段。

　　第一阶段是对新发和再发疾病的预期,有助于快速发现和应对;第二阶段是对新发疾病在动物和人群中的早期发现;第三阶段是在传播的早期阶段遏制疾病,然后在流行扩散期间控制和减缓流行;第五阶段是消除暴发的危险因素或根除传染病。这些阶段在插图中有详细说明,并在后面的章节中阐述。

流行各个阶段和应对干预

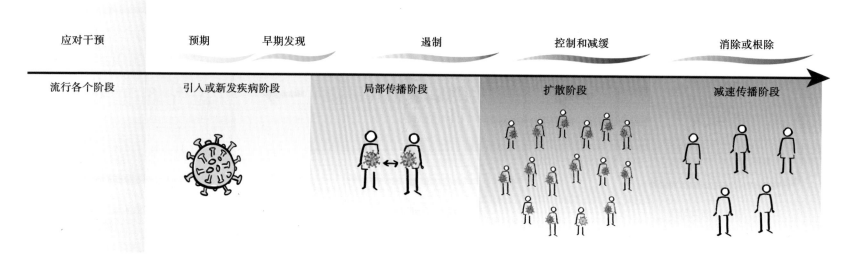

预期：在应对的第一阶段，虽然无法预言疾病的出现，但肯定能够预测其会出现。对疾病危险因子的预测可以让人们关注最有可能的威胁。预期包括预测最有可能出现的疾病，以及快速识别加剧疾病影响或促进疾病传播的驱动因素。基于既往经验和教训，准备计划应该包含各种情况以便对突发事件作出反应性响应。

早期发现：新发和再发疾病包括对疾病的科学知识尚匮乏的新疾病。因此，在对这些疾病采取协调的、快速遏制的措施的同时，常常需要调查其来源。新疾病需要新的干预措施。因为新疾病为不规则出现或罕见出现，所以需要持续地保持警惕、主动开展风险评估并开发新的管理工具。

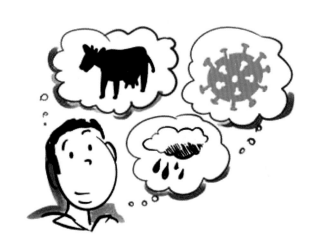

早期发现可促进遏制措施的快速实施，这是减少疾病播散和潜在国际传播的关键。因为早期发现始于医疗保健机构，所以必须培训医疗保健工作者能识别潜在的流行病，迅速报告不寻常的事件（如不寻常的聚集性病例或死亡）。其作用还包括通过隔离危重患者来降低社区传播的危险性，通过保护家庭的健康照顾者来预防家庭的疾病传播；降低死亡率。卫生保健工作者还必须知道如何保护自己并采用感染预防和控制措施，以及如何避免在卫生保健机构发生的暴发扩散。

一旦卫生系统发现新疾病,早期实验室确认是必不可少的。如果在国家层面无法开展实验室检查,则受累的国家必须要有信心,可以依靠更先进的区域或全球实验室网络的支持来完成上述检测。对于全球卫生安全而言,有一个完全遵守生物安全和生物安全法规的,能安全地采集样本并将样本运输到相应实验室的系统是至关重要的。

遏制:有效快速地遏制新发疾病与早期发现疾病一样至关重要,可以避免疾病的大规模流行。一旦发现首例病例,就应快速启动遏制措施,不管病因是什么,因为病因很可能是未知的。这就需要熟练的专业人员来安全地实施必要的防控措施。为保证安全有效地实施这些措施,必须对这些专业人员进行预先的培训。

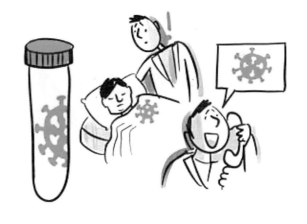

控制和减缓:一旦传染病的威胁达到流行或大流行的水平,则应对的目标就是减少其影响,降低其患病率、发病率和死亡率以及对经济、政治和社会系统的破坏。

消除或根除:控制疾病可能会导致疾病的消除,消除疾病是指该病得到了充分控制,在一定的地理区域内不发生流行。消除疾病意味着该疾病已不再被认为是一个重大的公共卫生问题。然而,应该继续采取干预措施(监测和控制)来防止其再次出现。

根除疾病是指在全世界范围内永久地不发病,这是非常困难的,罕见能够实现。不再需要采取干预措施。需要符合三个标准才能根除疾病:必须有一种有效的干预手段来阻断疾病的传播;必须有有效的诊断工具来发现可导致传播的病例;人类必须是唯一的宿主。

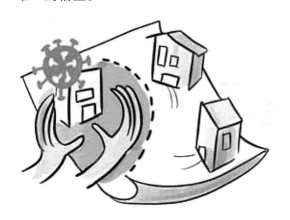

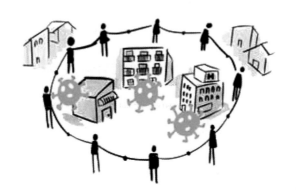

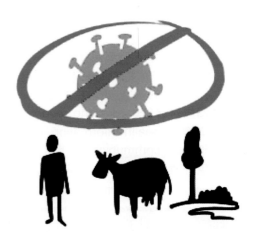

(陈浩　译)

应对提示和检查清单

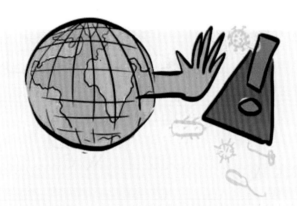

对暴发的综合应对总是复杂的，包括许多应协调一致的因素。

以下的应对提示是用于组织思想，确保没有遗漏要点。本手册列出了每种疾病的特殊要点，这将有助于保持对每种疾病应对中关键点的关注。它们被分成四个主要模块：

- 协调应对者（coordinating responders，C）
- 健康信息（health Information，HI）
- 风险沟通（communicating risk，C）
- 卫生干预（health Interventions，HI）

检查清单会帮助你评估就应对而言什么是重要的和必要的。暴发应对则根据疾病的具体情况而有所不同。对于某些疾病，治疗是必不可少的；而对于其他疾病，则疫苗接种是至关重要的。

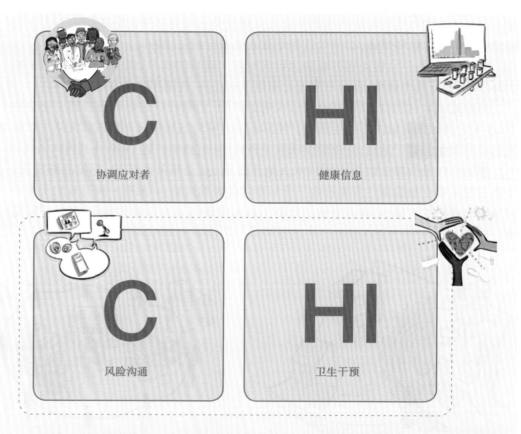

协调应对者

健康信息

风险沟通

卫生干预

注意：虽然风险沟通（C）是卫生干预（HI）的一部分，但是在这里，它是被当作一个独立的部分以强调风险沟通的重要性。

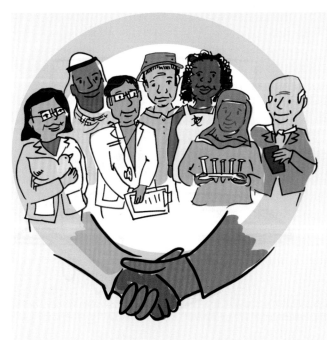

协调应对者(C)

根据定义暴发是指一起意外的事件,通常需要使用额外的人力和财政资源,也可能依赖于其他合作伙伴、机构和其他部门。任何时候都需要有强大的协调能力,以确保所有这些资源和合作伙伴能在一起有效地工作来控制暴发。经常期望世界卫生组织来领导国际应对来支持一些国家的卫生当局。

有效的协调需要有专用的物理空间(通常是应急管理中心)、各种不同工具来确保能很好地组织会议和归档文件(如联系人名单和会议跟踪系统);随着形势的发展定期更新联合行动计划,描述所需的干预,在利益相关者之间分配角色和责任;最后,确保有在参与应对的各利益相关者之间沟通的工具(电话号码、数据指针表、地图和目录)。

协调应对者检查清单

✔ 这起称为危机的事件有哪些特点?

✔ 对这起事件进行应对的人员、团体和组织有哪些?

✔ 他们应该做什么(职权范围、职能)?

✔ 应对者在哪里碰面(应急管理中心)?

✔ 他们如何分享信息(共享热点、电话号码、通用的电子邮件)?

关于协调应对者的更多信息,请参阅:

- Public Health Emergency Operations Centre Network (EOC-NET)
  http://www.who.int/ihr/eoc_net/en/
- WHO Emergency Response Framework (ERF)
  http://www.who.int/hac/about/erf/en/

健康信息(HI)

在每一起事件中,信息对监测该事件,测量干预措施的影响并指导整个危机期间的决策是必需的。信息有两种特殊的类型:疾病监测和干预信息(过程和输出指标),后者显示了所实施的干预措施的覆盖面和影响。监测可提供不同时期和地点(人群、时间和地点)病例数和死亡数的信息。干预信息让我们能够知道已实施哪些措施,其覆盖范围有多大和影响程度如何。

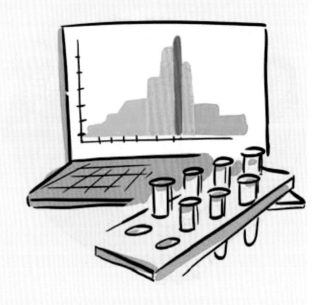

健康信息检查清单

监测

✔ 是否有所有利益相关者共享的病例定义?

✔ 哪些实验室参与病例和死亡者的检测/确认? 这些实验室位于哪里?

✔ 是否有更新的流行病学曲线以及病例和死亡者的分布图?

✔ 根据性别和年龄,高危人群有哪些?

干预

✔ 目标人群有哪些?

✔ 需要哪些物品和人力资源? 需要多少?

✔ 成功的指标是什么? (如疫苗覆盖率、目标家庭、治疗人数)

风险沟通（C）

在任何重大暴发演变过程中，病例数和死亡数将不可避免地增加。流行是指传染病在某个特定人群短时间内迅速传播给大量人口。同样，也可能有另一种流行——各种信息的迅速传播，包括谣言、流言蜚语和不可靠的信息。我们将这个现象称为"信息流行"[1]。

像疾病流行一样，对信息流行也要管理。现场流行病学是暴发应对的一个重要组成部分。它包括三个主要领域：①监测和识别健康威胁；②暴发调查；③减缓和控制行动。同样，信息流行的成功管理将基于：①监测和识别信息；②分析信息；③控制和缓解措施。

风险沟通是疾病暴发应对的基本干预措施，与管理信息流行同样重要。疾病流行的风险沟通涉及双向沟通，这种沟通是动态的，并随着暴发的发展而变化。

暴发的风险沟通涉及三条必须共同工作的主线。

1. **说话**。当局、专家和应对小组必须迅速发布关于事件性质和人们所能采取的保护措施的信息。我们可以利用大众媒体，包括电视、广播、报纸和互联网；社交媒体和短信；社区广播；还有传单和海报。我们可以使用社会动员者和一线应对者；鼓励社区参与；以及通过可信的对话者，如社区领袖、宗教人士和社区卫生工作者，进行面对面的交流。我们必须根据语言、教育水平和文化背景等情况，使用翻译沟通方法来编写适合目标群体的信息。

2. **倾听**。应对者、专家和当局必须快速评估和理解受累者的恐惧、关注、感知和观点；并调整其干预措施和信息来消除这些问题。这需要使用社会科学和社区参与的专业知识和方法。

3. **谣言管理**。疾病暴发往往伴有谣言和错误信息的出现。应对者需要有办法听到这些错误信息，并以适当的方式毫不迟延地纠正其中的一些具体实例。

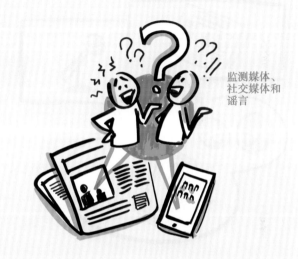

监测媒体、社交媒体和谣言

---

[1] 这被称为"信息流行病学"

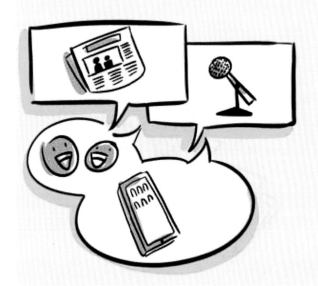

在暴发期间进行风险沟通会获得特殊的结果。

第一,对事件的早期、透明和可理解的沟通建立了与受影响的人群和利益相关者多种途径的对话,并在应对中建立了信任。这种类型的沟通必须具有事实和信息(满足头脑)(理性);并且包括知道人们的关切和恐惧并对其进行应对的消息(满足内心)(感情)。

第二,频繁而随机应变的交流有助于建立信任和动态的关系。这可以为群体和个人提供可接受的保护性行为的建议。

第三,沟通必须要仔细研究使用非专业语言的风险,并建议人们采取可接受的实际行动。它必须确定和帮助人们使之改变行为或习惯(暂时的变化),从而可以减少接触感染和获得保护,免于感染的危险。

第四,沟通必须通过以下几个方面来显示责任性:保持人们对事态新进展的了解,知道正在做什么,以及这些行动对控制暴发的影响。

沟通风险检查清单

✔ 这种情况在观众、消息来源和特殊性方面都有详细分析吗?

✔ 监测信息流行的工具是否已到位? 监测的反应性和适应性足够吗?

✔ 是否有翻译沟通的方式(将科学信息转换成非专业的语言和格式)?

✔ 沟通渠道(和信息提供者)是否合适、有效并被社区接受(文化上,成本效益方面)?

✔ 有无与不同观众的定期交流计划?

✔ 所有参与风险沟通应对的个人和志愿者有无受过风险沟通方法以及消息传达一致性的培训?

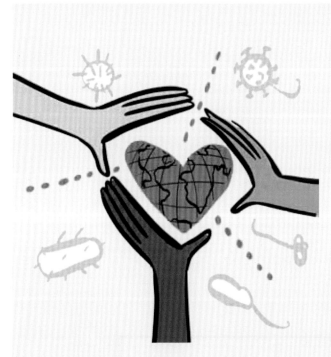

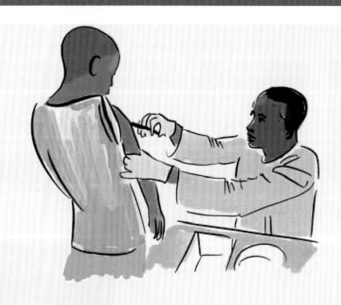

卫生干预(HI)

每种疾病需要有一套不同的卫生干预措施,目的是减少:(a)疾病传播;(b)严重的发病率和死亡率;(c)对卫生系统以及政治和其他方面的影响。

卫生干预检查清单

✔ 在事件的这个阶段,控制暴发所需的关键干预措施有哪些?

✔ 应该由谁来实施?

✔ 对发病率、死亡率、传播情况和对整个社会的影响如何评估?

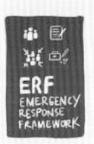

紧急应对框架(Emergency Response Framework, ERF)是一套概述更好地应对突发事件程序的世界卫生组织内部工具。在这个框架下,对于需要世界卫生组织管理应对的突发事件,该组织会启动事件管理系统(Incident Management System, IMS),并根据认可的应急管理的最佳实践进行管理。世界卫生组织已对 IMS进行修改,调整为由 6 个关键功能组成。将 4 个区块和应对提示整合到事件管理系统。虽然 IMS 的所有 6 个功能对成功的应对至关重要,但 4 个区块将突出每种疾病特殊性的内容。

事件管理系统(IMS)的六个关键功能

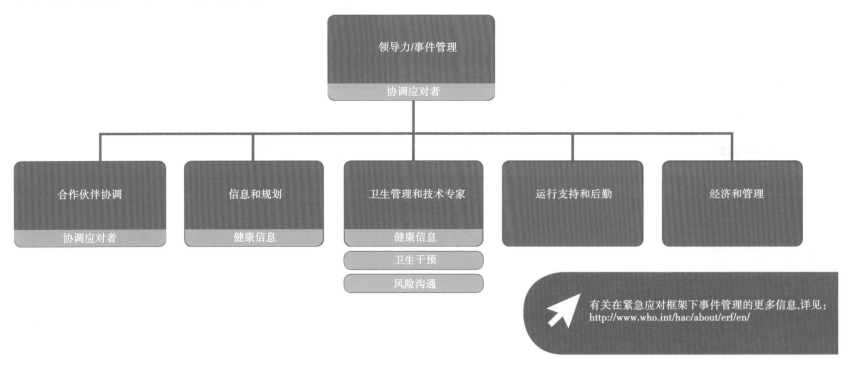

有关在紧急应对框架下事件管理的更多信息,详见:http://www.who.int/hac/about/erf/en/

(陈浩 译)

焦点 1：流行期间的社区参与

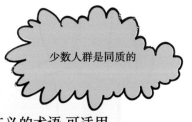

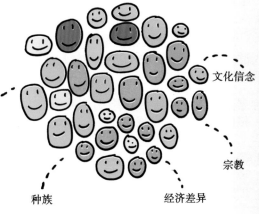

少数人群是同质的

有效的目标

文化信念

语言

宗教

种族

经济差异

社区的定义

"社区"是一个广义的术语,可适用于许多种情况。它可以被定义为具有共同归属感的一个独特的人群。如有下述情况也可以定义为社区:

- 共同的地理位置。
- 共同的价值观或共同的兴趣。
- 共同的身份。
- 其他。

有了新技术,社区可能是完全虚拟的,例如一群人在社交媒体上有共同的兴趣与观点。

为什么需要社区参与

人们生活在独特的社会文化环境中,这种环境有动态变化的关系,有自己对风险的感知和可信的建议来源。这些都会影响他们是否接受卫生方面的建议。经验表明,尽管科学性很强,但是仅仅告诉人们该做什么并不总是有用。让人们参与进来才是更有效的方式。

更重要的是,对于能保护人们健康,拯救生命和社会基本结构及经济福利的信息,人们应有知情权。

当社区参与进来之后,社区就成为发现和处理流行的第一线。一旦新疾病出现或旧疾病再现时,这些社区最易受累,对预期和防范的影响也最大。他们可以发现暴发,并帮助遏制暴发,预防流行的播散。他们能够实施缓解流行的措施(通过改变个人和家庭的行为,实施社区的一些措施,并能在制度层面发生一些改变)来控制疫情。

社区参与的三个要素

　　疾病的暴发和流行是非常复杂的现象,并有三个方面(医学、社会和政治)紧密交织在一起。社区参与是解决流行的社会方面(在一定程度上政治方面)问题的一条途径。对于通过公共卫生干预来有效控制传染病来说,社区参与是必不可少的。社区参与基于三个要素:

1. 在应对者与社区之间建立对话来理解双方的观念和信念,来识别存在于社区层面特定的文化和社会传播模式。

2. 通过这种互相理解来建立信任,以寻找减少传播的联合解决方案。

3. 赋予社区权力,提供社区必要的医疗和其他物品来实施所需的措施,以阻止疾病传播,并在社区中逐步传递知识来实施持续和安全的干预。

　　在暴发期间赋予权力的关键社区由医护人员和志愿者组成,他们往往是一线应对者。这些一线工作者是社区整个暴发应对的"脸面"或代表。他们对社区成员的态度以及他们在实施卫生建议期间的合作,对这些建议如何被社区成员理解、接受或排斥会产生巨大的影响。

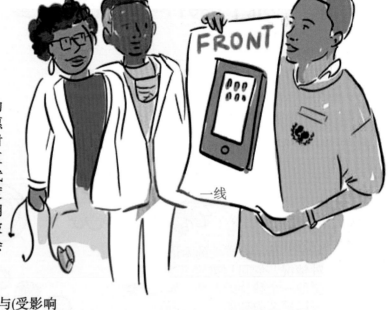

　　对流行需要社区紧密参与(受影响人群、医护人员和一线应对者本人)的卫生行动要点包括:

1. 暴发的发现和新感染者(病例检索、接触者追踪)的发现。

2. 减少会增加易感性和暴露机会的有害行为(在个人和社区层面);采取保护性行为(医疗和非医疗的行为)。

3. 根据相关要求,寻求和提供卫生保健(在家庭、社区和卫生机构)。

4. 将幸存者重新融入社区,并尽量减少他们的耻辱感。

5. 识别和管理错误信息和谣言。

应该知道的 10 个关键事实

1. 疾病暴发影响社区的社会结构。社区是一个社会网络。传染病暴发与社会生活、社会结构和人们的交往有密切的关系。疾病通过家庭、职业和娱乐活动中的个人和社会接触和交往进行传播。

2. 社区是预防、识别、应对由流行造成的生理、心理、社会和经济影响并从这些影响中恢复的主要参与者。社区不是干预措施被动的接受者。

3. 流行本质上是快速发展的。社区参与的时间压力尤其具有挑战性。暴发的开始阶段是与人们建立必要的信任并能阻断疾病传播环节的关键时期。建立在现有的和可信赖的社区参与系统基础上的任何暴发应对，并且与可信赖的个人和对话者合作，这样更有可能取得成功。

4. 社区对疾病及其传播的理解是复杂的、有赖于具体情况和文化介导的。因此，一刀切的方法既不理想也是无效的。

5. 社区是多层次的，在个体、群体和网络之间存在权力的不断变化。社会科学家可以帮助分析这些动态变化，并与健康教育、健康促进和当地社区的专家一起工作。对于任何暴发应对，都可以通过简单的工具来评估相关的认知和信念。他们可以一起设计必要的信息和干预措施来提高认识，并改变行为以满足新传染病所需的要求。在应对团队中加入社会科学家也有助于监控人们如何使公共卫生措施适应于不同社会背景，以及这样措施是否在尊重社会和文化体系的情况下实施。

6. 社区参与有助于加强和确保对未来暴发的应变能力：一旦人们已经学会如何实施自己的解决方案，那么就能更好地处理下一次暴发。

7. 针对每个社区的方法和消息传递，必须随着流行的进程而有所变化；随着对流行进程的了解，要增加新的讯息与沟通方法。对于这些信息，也必须要主动发现错误信息和谣言。有效的社区参与限制了误解产生和谣言扩散的机会，减缓恐惧和焦虑的蔓延。

8. 确定社区所信任的人并与他们建立关系。让他们参与决策，确保干预措施可采取合作方式，并适应于具体情况，以及沟通由社区负责。

9. 双向沟通应该是通过社会上最可接受和最有效的渠道来实现的。信息必须"翻译"成当地语言、符合当地情况并与目标人群的教育水平与喜好（如视觉、书面或口头文化）相匹配。所有与社区的沟通应该透明、及时、易懂，承认不确定性，告知受影响的人群，关联自我效能，并通过多个平台、方法和渠道进行传播。

10. 疾病导致的恐惧往往会造成流行更大传播的行为。这些可以是个人和集体的行为。这些行为与疾病的传播、患者的耻辱感以及与社区的联系极端紧张有关。

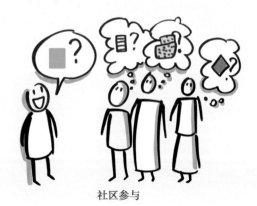

社区参与

确保有效的社区参与

为了确保有效的社区参与:社区和现场应对者需要三个要素。

对于社区:

- **知识**:社区必须知道疾病是什么,如何传播的,以及如何保护以免发病(社会动员信息)。

- **信任**:它是确保社区关注公共卫生建议的最重要的决定因素。社区必须接受咨询、参与活动,只要有可能都要参与确认和实施应对措施。社区和应对者希望实施这些措施来治疗患者和阻止流行。

- **自我效能**:社区必须能实施一些控制措施(如能获得肥皂和水、手套、废物处理服务、运输、安全埋葬队等)。

对于现场应对者:

- **了解**:现场应对者需要了解当地对疾病和应对措施的看法。

- **倾听**:现场应对者需要倾听社区的恐惧与信仰,并相应地调整自身的行为。

- **支持**:现场应对者需要支持社区的参与、主人翁精神和恢复力。

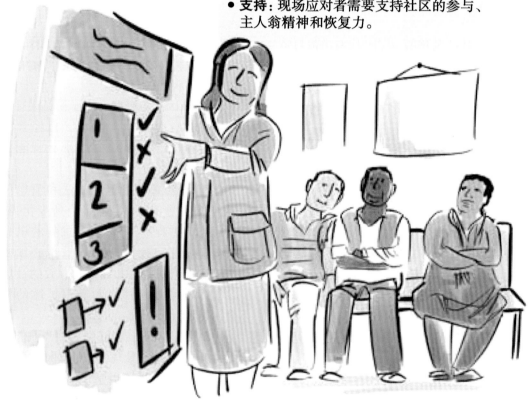

（陈浩 译）

焦点 2：风险沟通——突发公共卫生事件中拯救生命的行动

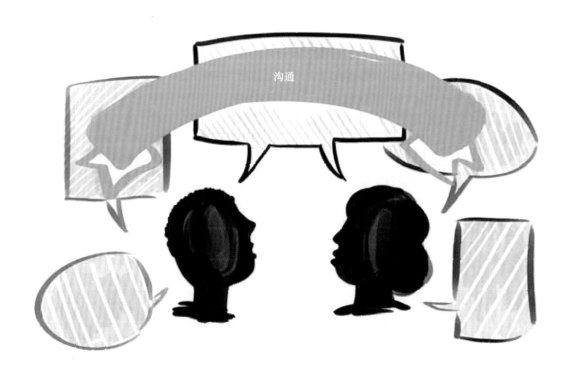

风险沟通的本质

风险沟通是暴发应对的关键支柱之一。它是指在健康专家或官员与面对生存、健康、经济或社会福利威胁（危险）的人们之间进行信息、建议和意见的实时交流。它的最终目标是每个高危的人都能够采取明智的决定来减轻疾病暴发的影响，并采取保护性和预防性的措施。

有效的风险沟通不仅可以拯救生命，并通过告知人们如何保护健康来减少疾病，也可使国家和社区在面临突发事件时能够保持社会、经济和政治的稳定。

由于这些原因，风险沟通就是《国际卫生条例》（2005）要求所有国家为了防止疾病和其他危险在国际传播而决定发展的核心能力之一。

21 世纪形势变化和复杂的风险沟通

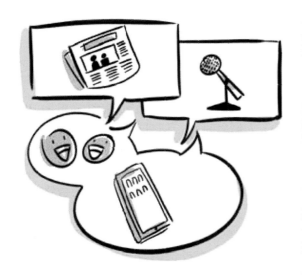

从告诉人们要做什么（基于消息的沟通）到系统地倾听那些受影响的人的情况，沟通的模式已经有所改变，其主要原因是 21 世纪新的沟通方式和媒体技术的出现和行为方式的进一步改变。这里的三大变化是：

1. 专家和当局的信任度较低。

2. 人们现在主要通过公共在线资源及其他们信任的社会网络寻求卫生建议。

3. 现在的新闻媒体每天都在报道全天候的情况。此外，还有公民新闻（citizenship journalism）与社交媒体的不断增多，以及与来源充足的并能提供参考资料的故事相比舆论的增多。

在疾病暴发和流行期间，需要迅速做出挽救生命的决定迅速采取行动，并得到知情公众的支持。流行是不可预知和令人担忧的事件，会让公众产生巨大的焦虑，这可能会导致一些极端行为。流行及其管理方式有很高的政治关注度，能迅速吸引新闻媒体的注意力，引起媒体的强烈兴趣（在国家和国际层面）。

此外，目前在下列情况下要做好突发事件和暴发的沟通：

- 在复杂多变的拥挤环境中：信息是不完整的，不同的人士会交换公共卫生信息并竞争权威性。

- 沟通的多样性：这包括公众沟通、支持国家政府的风险沟通、战略沟通、受影响社区与应对人员的沟通、媒体关系、知识传输、信息编写、合作伙伴沟通、内部沟通以及健康促进功能等。

- 在国家层面缺少对技能、资源和专业知识的投资导致优先事项的风险沟通资源不足。

- 公众对参与决策和自我决定的公共需求增加。

使之有效

- 在那些知道的人(专家)、负责的人(当局或应对小组)和受影响的人(社区之间进行沟通时,只有建立了信任关系,风险沟通才会有效。如果不信任,就不太可能会听从建议。倾听和理解他们的信念、关注和感知,就如同为他们提供事实和建议一样,是非常重要的。诚实地解释已知的东西,但承认不确定的东西是必要的。因此,有效的风险沟通有赖于提供建议者的可信度,他们在关心和同情方面的表达,以及他们识别高危者的能力。

- 感知是关键:

  - 专家和受影响的社区可能对相同的感染危害(如疾病暴发)有不同的看法。专家们基于生物医学和流行病学数据进行风险分析而作出判断,而受影响的社区则使用更多的潜意识方法来定义风险。

  - 人们对风险的感知会受到他们的信仰、文化、教育、政治观点、社会规范和之前他人经验的影响。

  - 流行期间可采用之前尝试过的可信赖的社会科学方法来评估感知。

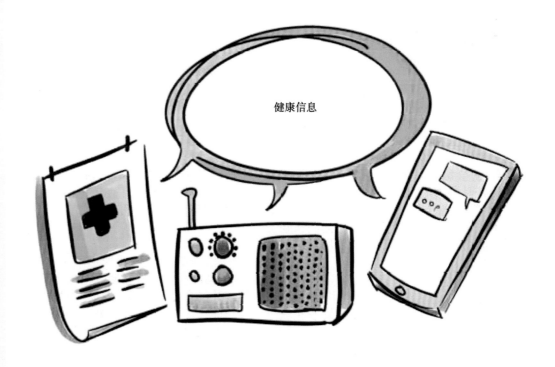

应该知道并去做的10件事

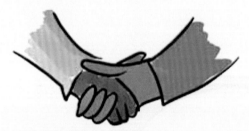

1. 建立信任

● 人们必须要信任那些负责控制暴发和负责发布有关信息的人。政府或机构首先会采取行动来维护公众健康所产生的公众自信,会影响公众对实施推荐的控制措施的依从性,从而加速遏制暴发。

● 负责是关键:沟通者必须证明他们和暴发控制者对他们所说、所做和所承诺的东西负责。

● 证据表明为了建立信任,风险沟通干预措施应该与有效的和可获得的服务相联系,这些服务应具有透明性、及时、易懂,承认不确定性,强调受影响的人群、与自我效能相联系,使用多个平台、方法和渠道进行传播。

● 建立信任的途径包括:

　– 通过提供正确、准确、与其他权威机构和单位一致的专家建议,来让群众认可这些可信任的专家。

　– 通过说真话,不漏报重要的信息,并且说到做到,来让群众认可这些专家具有良好的品格。

　– 认同专家与受影响的人群一样有同样的担忧和命运。

　– 通过信息及其传送过程中表达的同情和关心等内容,来表达良好的意愿。

2. 主动沟通不确定的信息

● 当局与公众沟通的内容应该包括与风险、事件、干预相关的不确定的明确信息,并指出在某个时间什么是已知的,什么是未知的。

● 即使信息还不完整,也要尽早宣布事件。这样会确立你作为开展风险沟通的领导人;让民众信任你和采取的应对措施;这将有助于改变习俗和行为来控制疾病暴发;并将使错误信息和谣言最小化。

● 沟通不确定信息的示范模板如下:

　– 陈述什么是已知的,什么是未知的,以及你/你的机构正在开展哪些相关事情。

　– 尽早沟通,如果可能的话,争取第一个宣布事件;经常沟通,定期沟通。

　– 提供有关风险/危险的信息;但是要补充一些如何进行自我保护的建议。

　– 在说话时,要适当地使用同情的方法。

　– 不要过于放心。

3. 融入社区

● 确定社区所信任的人,并与他们建立关系。让他们参与决策,以确保干预措施采取合作方式来实施,并应适合于实际情况。沟通是社区自主发起的。

● 社区参与是风险沟通的一个重要开始,有利于促进行为和习俗的改变(详见焦点1)。

4. 恰当地发送信息

● 对获得的最新证据,不应该用技术术语来解释风险,因为这对于促进风险减缓行为没有什么帮助。一致的消息应来自不同信息来源,并在暴发初期就应发布。信息应该促进人们所采取的实际行动,以保护其健康。

5. 建立和使用倾听和反馈系统

● 使用多种手段(调查、焦点小组讨论、社区巡查、关键的提供消息者、一线应对者的反馈、合作伙伴和利益相关者的反馈、社交媒体等)来倾听公众和受影响社区的声音。

- 使用这些系统来了解人们对于暴发或我们要求他们采取的措施有哪些关注。

- 使用这些系统来测试消息传递和支持风险沟通所开发的材料。

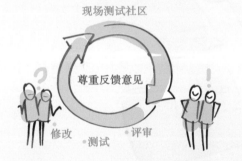

现场测试社区

尊重反馈意见

修改　测试　评审

6. 必要时使用社交媒体

- 应该使用社交媒体来吸引公众,促进同行沟通,创设情境意识,监控和应对突发事件期间的谣言、公众反应与关注,有利于地方层面的应对。

- 社交媒体和传统媒体应该是与其他沟通形式整合战略的一部分,用以汇聚核实的、准确的信息。

7. 风险沟通操作需要资源

- 流行的风险沟通是一项巨大的管理工作,需要人力、物力、后勤和资金保障。

- 需要有不同领域不同类型的专业知识:媒体传播、社会媒体、发言人、社会动员、健康促进、社区参与、行为改变沟通;利益相关者沟通、旅游和贸易相关的沟通、社会科学方法等。

8.将紧急风险沟通作为一个战略角色,而不是一个附加角色

- 在全球和国家应急准备和应对的领导团队中,应该指定紧急风险沟通作为战略角色。

- 《国际卫生条例》(2005)要求所有成员国在两个领域内创建国家层面的风险沟通能力:
  - 系统能力。
  - 人员能力。

- 全球卫生安全议程支持的联合外部评价(JEE)方法在六个领域对国家风险沟通能力进行评测:
  - 国家战略、政策和计划。
  - 协调工作。
  - 利益相关者的沟通。
  - 公众沟通(使用大众传媒途径)。
  - 社区沟通和社区参与。
  - 动态倾听(错误信息、恐惧、担忧)和

谣言管理。

9. 建立协调和信息系统

- 开发和建立跨地域(必要时跨国界)、跨学科的机构和组织网络。

- 为了满足用户的需求调整信息和沟通系统,使地方利益相关者参与进来以保证信息的跨部门流通。

10. 构建应对下一个突发事件的能力

- 对于突发事件风险沟通,应定期组织准备活动和人员培训,关注跨机构的协调工作。

- 紧急风险沟通需要明确的、可持续的预算,这项预算应该作为应急准备和应对核心预算的一部分。

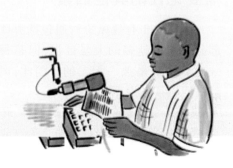

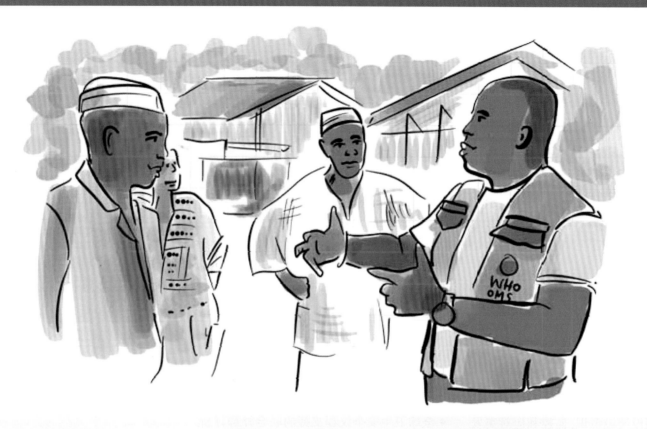

需要记住的其他因素

虽然对于有效风险沟通包括哪些部分有越来越多的大量证据，但是每一起暴发都是独一无二的。因此，风险沟通必须考虑下列情况：

- 感染性危险（其严重性、致死性、传播方式、如何可能被诊断、治疗或管理）。
- 暴发的地理：被遏制或广泛分布、国内或国际传播、影响某些脆弱的社区或一般人群、在遥远的被遗忘的村庄或大城市、对贫穷人群的影响或对旅行和贸易的影响。
- 在受影响人群或高危人群与当局和专家（或应对团队）之间的信任水平。
- 人们潜在的信仰、文化、传统、价值观和习俗。
- 教育、认知水平、获得可理解的信息；可信的沟通渠道。
- 自我效能：社区有实施卫生建议的能力、资源和环境吗？

（陈浩 译）

焦点 3：治疗患者并保护卫生队伍

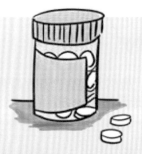

药物研究进展：抗生素、抗病毒药物、疫苗和新的治疗

本书开头简要提到的医学及相关技术有了显著进步，目前许多传染病可以得到预防和治疗。

这是公共卫生革命的结果。这场革命自20世纪40年代发现治疗细菌性疾病的抗生素开始，并随着抗生素的安全性、有效性和可接受性的提高而不断扩大。

同样，疫苗的发展，尤其是针对婴幼儿的疫苗，已经在全球保护了他们，使之免于罹患许多童年时期的疾病。例如，世界卫生组织估计现在婴儿白喉-破伤风-百日咳联合疫苗的全球覆盖率已达86%[1]。近几十年来，全球亿万儿童已健康成长，没有致死性和致残性疾病的威胁。同样，成人也受益匪浅，预防了诸如霍乱、流行性感冒和黄热病等传染病导致的流行。对于许多致命的疾病，最好能常规、大规模地接种疫苗来预防这些疾病的出现。当人群免疫力不够高而发生流行时，在应对性运动期间也可使用一些疫苗。

公共卫生革命继续迈向20世纪末时，发现了抗病毒药物，如用于抗HIV的药物。

同时，在诊断和治疗领域也有巨大的进步，如单克隆抗体系列的使用也越来越广泛，但是其中一些价格仍然很高，还未能大规模使用。

这些进展以及随之出现的早期问题包括一定程度的公共卫生自满以及抗生素耐药性的出现，这些已经完全改变了今天我们处理传染病的方式。

[1] WHO data, 2016.

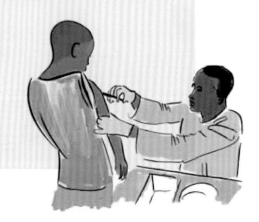

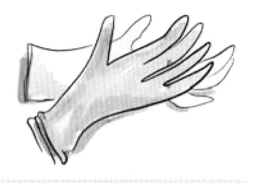

支持性疗法治疗患者

但是，不管关注的焦点是抗生素、抗病毒药物、疫苗或大量的其他治疗，至关重要的普遍事实是这些只能够在熟练、合格、全心全意的卫生工作人员的使用下，经过全面的照料后才会让患者受益。例如，当某种疾病无特异性治疗时，充分的临床处理仍然能够保护和拯救生命。这已在下述情况中得到体现：2014年西非埃博拉病毒病的病死率从75%明显下降到33%，就是通过给患者提供更好的支持性疗法实现的。

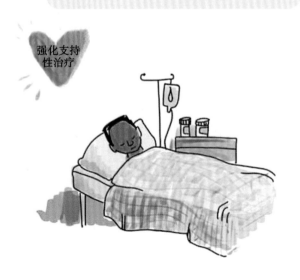

强化支持性治疗

保护一线应对者

卫生工作者的作用不应被低估，也不能认为是理所当然的。一般来说，他们每天的大部分工作是平凡和常规性的，为熟悉的疾病、残疾和伤害提供经验性的护理和治疗。

但是，当发生流行时，无论是社区卫生工作者和志愿者、助产士、护士或医生，他们会在各个层面起到非常重要的作用。很少或不用提醒，他们就会转化为一线应对者，进而直接接触感染的社区和个人。家庭成员也承担起在家里照顾亲人的作用，经常与诊所、医院和急救中心的医务人员保持联系。

这种转变是双刃剑，对于一线应对者是危险的。首先，他们的当务之急是防止流行的蔓延，保护高危人群，尽可能小心地照料已感染者。这些相关的危险是显而易见的：卫生工作者处于危险之中。他们发现自己是在最危险的时刻处于最危险的地方。

然而，因为他们的工作是照顾患者和伤员，所以医护人员往往被视为对伤害或疾病有"免疫力"。他们必须把患者放在首位。然而，人与人之间的传播是许多传染病引起流行的一个主要因素。患者的传染性很强，可在家里、工作场所、公共场所传播疾病，也可在医院里传播疾病。

因此，保护医务工作者免于感染是非常必要的。对于他们的自身安全和对于受累社区更广泛的保护都是很有必要的。因此，应急计划、准备、培训和协调变得必不可少。同样，紧急提供切实可行的保障措施，特别是必要的个人防护设备以及如何正确地使用这些设备的知识，也是至关重要的。

面对人力资源危机

这些措施似乎显而易见，但是一线应对者的作用经常会受到一个主要缺点的限制：他们的人数还远远不够。这个难以接受的真相在卫生工作者中很常见。这是一个全球性问题，但是在最贫穷国家是最紧迫的，这些国家的卫生系统最脆弱，很可能会发生疾病流行。

拥有足够的接受过培训的健康卫生工作者是保护卫生工作者的职业健康的关键。这一点在传染病流行的关键时期尤为正确。

世界各地的卫生保健机构雇佣了超过 5 900 万名工作人员[2]。然而，同时有超过 50 个国家的工作人员却长期短缺。尽管进行很多尝试设法去解决这种状况，但是这种卫生人力资源的危机已经持续了几十年。然而，最近的一些行动取得了显著进展。

这不仅仅是一个数字问题。虽然长期以来一直专门关注目前拥有多少人员，实际需要多少人员，但是公共卫生方面日益认为除了人员的可获得性之外，人员的可用性、可接受性、质量和业绩这几个因素也同样重要。

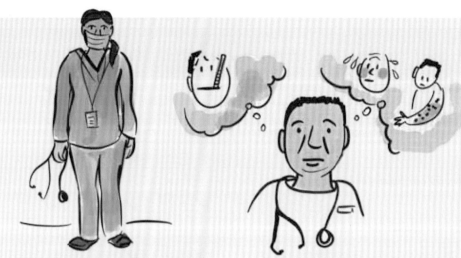

这四个因素是相互联系、相互依存的。其中任何一个因素的缺失或不足都会影响到其他三个因素。没有充足的可获得性，就不能保证卫生工作者的可用性。当有了可获得性和可用性而没有可接受性，也是不能开展卫生服务的。如果卫生队伍的素质不高，卫生工作的结果改善就不会令人满意。

详细阐述这些复杂的问题将会超出本手册的范围。但是在传染病的预防、治疗与控制方面考虑到这些问题是很重要的。事实上，考虑这些问题会使我们认识到，对卫生保健工作者的保护会给照料患者的质量和强化卫生系统带来额外的好处。

如果接受健康始于卫生工作者这一观点，则一般应赋予他们一定的权力。他们的愿望、权利和责任在制定和实施有关全民健康的可靠政策、策略方面必须发挥核心的作用。这适用于流行病控制情况，但也可广泛地应用于其他健康问题。在疾病流行期间社区（包括卫生工作人员社区）的参与应该成为流行应对的中心。

 有关保护卫生工作人员的更多信息，详见世界卫生组织全球工作者联盟网站
http://www.who.int/workforcealliance/en/

---

[2] WHO data: http://www.who.int/occupational_health/topics/hcworkers/en/

每种疾病传播和干预的主要方式

疾病	主要传播方式	临床治疗		强化感染预防和控制措施	疫苗接种	安全和庄严的葬礼	传播媒介控制	水源和卫生
		特异性	支持性					
克里米亚-刚果出血热(CCHF)	动物（主要是蜱）/接触	✔[1]	✔	✔		✔	✔	
http://www.who.int/csr/disease/crimean_congoHF/en/								
基孔肯雅热	媒介		✔				✔	
http://www.who.int/csr/disease/chikungunya/en/								
霍乱	粪口/水源	✔	✔	✔	✔[2]			✔
http://www.who.int/cholera/en/								
登革热	媒介		✔		✔[3]		✔	
http://www.who.int/denguecontrol/en/								
埃博拉病毒病	动物/接触		✔	✔	✔	✔		
http://www.who.int/ebola/en/								
戊型肝炎	粪口/水源		✔		✔			✔
http://www.who.int/mediacentre/factsheets/fs280/en/								
流行性感冒	呼吸道	✔	✔	✔	✔[4]	✔[5]		
http://www.who.int/influenza/en/								
拉沙热	啮齿动物/接触	✔	✔	✔			✔	
http://www.who.int/csr/disease/lassafever/en/								
钩端螺旋体病	啮齿动物	✔	✔				✔	
http://www.who.int/topics/leptospirosis/en/								
疟疾	媒介	✔	✔				✔	
http://www.who.int/malaria/en/								

疾　　病	主要传播方式	临床治疗		强化感染预防和控制措施	疫苗接种	安全和庄严的葬礼	传播媒介控制	水源和卫生
		特异性	支持性					
马尔堡病毒病	动物/接触		✔	✔	✔			
http://www.who.int/csr/disease/marburg/en/								
麻疹	呼吸道		✔	✔	✔			
http://www.who.int/immunization/diseases/measles/en/								
脑膜炎	呼吸道	✔	✔	✔				
http://www.who.int/csr/disease/meningococcal/en/								
中东呼吸综合征/重症急性呼吸综合征	呼吸道		✔	✔				
http://www.who.int/topics/coronavirus_infections/en/								
猴痘	动物/接触		✔			✔		
http://www.who.int/mediacentre/factsheets/fs161/en/								
鼠疫（肺鼠疫）	呼吸道	✔	✔	✔		✔		
http://www.who.int/csr/disease/plague/en/								
鼠疫（腺鼠疫）	啮齿类动物	✔	✔	✔		✔	✔	
http://www.who.int/csr/disease/plague/en/								
脊髓灰质炎	粪-口		✔	✔	✔[6]			
http://www.who.int/topics/poliomyelitis/en/								
立克次体病	媒介	✔	✔				✔	
裂谷热	动物/媒介		✔	✔			✔	
http://www.who.int/csr/disease/riftvalleyfev/en/								

疾　病	主要传播方式	临床治疗		强化感染预防和控制措施	疫苗接种	安全和庄严的葬礼	传播媒介控制	水源和卫生
		特异性	支持性					
志贺氏菌病	粪口/食物	✔	✔					✔
天花	呼吸道		✔	✔	✔[7]			

http://www.who.int/csr/disease/smallpox/en/

| 伤寒 | 食物 | ✔ | ✔ | | ✔ | | | ✔ |

http://www.who.int/immunization/diseases/typhoid/en/

| 西尼罗热 | 媒介 | | ✔ | | | | ✔ | |

http://www.who.int/mediacentre/factsheets/fs354/en/

| 黄热病 | 媒介 | | ✔ | | ✔[8] | | ✔ | |

http://www.who.int/csr/disease/yellowfev/en/

| 寨卡病毒病 | 媒介 | | ✔ | | | | ✔ | |

http://www.who.int/topics/zika/en/

[1] 世界卫生组织目前正在审查利巴韦林的使用
[2] 口服疫苗
[3] 目前正在评价的一种疫苗（dengvaxia®）
[4] 肌内接种和鼻内接种的疫苗
[5] 为高致病非人流感患者举行安全和有尊严的葬礼
[6] 口服和肌内/皮下注射的脊髓灰质炎疫苗
[7] 肌内注射和皮上划痕疫苗
[8] 肌内/皮下注射的疫苗

（陈浩　译）

第二部分
熟知内情——15 种致死性传染病的 10 个关键事实

埃博拉病毒病

拉沙热

克里米亚-刚果出血热

黄热病

寨卡病毒病

基孔肯雅热

禽流感和其他人畜共患流感

季节性流感

大流行流感

中东呼吸综合征

霍乱

猴痘

鼠疫

钩端螺旋体病

脑膜炎球菌性脑膜炎

埃博拉病毒病

你应该知道的 10 个关键事实

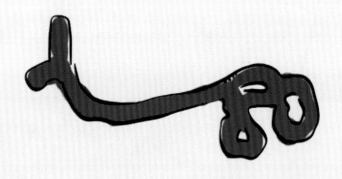

1. 埃博拉病毒病通过密切接触在人和人之间传播。

2. 卫生工作者、送葬者和家庭成员是最容易被感染的人群。

3. 应该告知高危人群感染预防和控制（Infection Prevention and Control，IPC）措施并给他们提供适当的个人防护装备。

4. 社区参与、主动搜索病例、追踪接触者、实验室支持、安全和有尊严的葬礼是控制暴发的关键。

5. 早期支持性治疗可提高生存率。

6. 埃博拉病毒病很难与其他出血性疾病区分。

7. 埃博拉病毒可以在疾病恢复者持续数月。

8. 埃博拉病毒病的幸存者可能遭受耻辱并留下后遗症。

9. 目前正在进行疫苗、诊断和治疗的研究。

10. 埃博拉病毒病是一种病毒性出血热，主要发生在非洲的农村和边远地区。

埃博拉病毒病应对提示

协调应对者

- 与参与应对的合作伙伴进行合作(社区参与、监测、实验室、病例管理和感染预防和控制)
- 与宗教和社区领导人联系

风险沟通

- 鼓励卫生当局:
  - 实施主动病例搜索和接触者追踪
  - 确保通过感染预防和控制措施保护卫生工作者
  - 尽早频繁地沟通
- 关键信息是:
  - 埃博拉病毒病可通过与被感染动物和人的体液接触而传播
  - 患者的尸体是有传染性的
  - 在接触患者或死亡者和动物时,采用感染预防和控制措施
  - 如果没有症状,则没有传染性
  - 有症状者应就医,因为支持性治疗可增加生存的机会

健康信息

- 确保对疑似病例的早期实验室确诊
- 根据《国际卫生条例》(2005)向世界卫生组织通报病例

卫生干预

- 社区参与与健康促进
- 病例管理及感染预防和控制:
  - 隔离病例
  - 早期支持性治疗
  - 保护卫生工作者
- 监测、接触者寻找和追踪
- 安全和有尊严的葬礼
- 根据扩大准入规划(under expanded access)接种疫苗(针对扎伊尔埃博拉病毒的 rVSV-ZE-BOV 疫苗)

1 埃博拉病毒病通过密切接触在人和人之间传播

- 潜伏期为 2~21 天。
- 如果不出现症状，就没有传染性。在疾病的过程中，只要血液含有病毒，则患者仍有传染性。
- 埃博拉病毒病首先通过密切接触被感染动物的血液、分泌物、器官或其他体液传染人类。这些动物包括经常在雨林中被发现的患病或死亡的果蝠、黑猩猩、大猩猩、猴子、森林羚羊和豪猪。
- 埃博拉病毒病然后通过直接接触（通过破损的皮肤或黏膜）感染者的血液、分泌物、器官或其他体液，在人与人之间发生传播。
  - 如果健康人的破损皮肤或黏膜接触了被感染者体液污染的物品或环境，也会发生感染。这些物品可能包括脏的衣服、床单、手套和防护设备。
  - 应该小心处理医疗废物，如使用过的注射器，因为医疗废物是卫生工作者的感染来源。
- 尚未报道埃博拉病毒病可以通过气溶胶传播。该病不通过空气传播。

2 卫生工作者、送葬者和家庭成员是最容易被感染的人群

感染的高危人群包括：

- 在照料患者期间没有采取或没有严格采取感染预防和控制措施的卫生工作者。
- 参加葬礼的送葬者，因为安葬仪式涉及直接接触尸体或其体液（清洗、触摸……），而患者死后尸体的埃博拉病毒浓度仍然很高。
- 家庭成员或其他，因这些人员会密切接触感染者并照料他们，会接触到体液或污染的物品。

接触体液

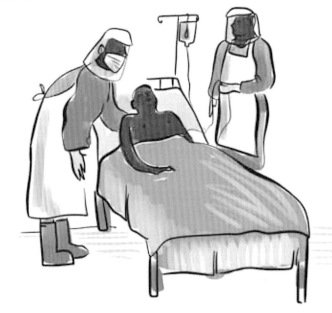

3 应该告知高危人群感染预防和控制措施并给他们提供适当的个人防护装备

- 应该充分告知各级卫生系统的所有卫生保健人员和照顾患者的家庭成员有关疾病及其传播途径。应该严格执行推荐的感染预防和控制措施。
- 应该给他们提供适当的个人防护设备。
- 应该对所有患者采取标准预防措施。这些措施包括手卫生；接触体液、黏膜、破损皮肤和污染的物品前穿戴手套；操作和照顾患者活动很可能涉及血液或体液的接触或喷溅，因此要穿隔离衣和做好眼睛保护；注射安全规程；安全清洗、消毒和废物管理；病例隔离和患者的合理流动。

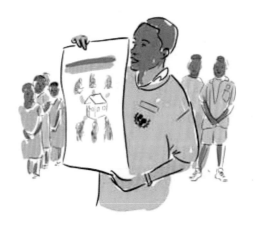

4 社区参与、主动搜索病例、追踪接触者、实验室支持、安全和有尊严的葬礼是控制暴发的关键

- 应对埃博拉病毒病的目的是将暴发遏制在来源地。可通过下列方式阻断埃博拉病毒的传播：
  - 社区参与，因为社区是应对埃博拉暴发所必需的。他们在发现新病例中起重要作用。社区在早期阶段就应该参与应对。应该给社区提供必要的信息，使他们能够根据其社会文化信念调整公共卫生措施以确保社区成员的依从性。
  - 主动搜索病例，快速隔离患者，对疑似病例进行早期实验室确诊。主动搜索病例是指主动地查找新病例（例如，在社区里挨家挨户走访，询问是否有人生病或是否有人已经死亡）。应该将新的（疑似）病例迅速安全地送往治疗中心进行隔离和治疗。
  - 埃博拉病毒病治疗机构的实验室检测对于病例分类、提高接触者追踪效率、患者分拣与管理以及支持研究和发展（开发和验证新的现场即时诊断、新疗法和新疫苗）都是至关重要的。
  - 接触者追踪是指对可能接触过埃博拉病毒感染者或其体液、暴露的环境（如床单、死亡的动物等）的人进行随访。对接触者应该在最后一次接触后随访 21 天，以观察有无出现症状（如发热）；如果他们发病，则将其转送到治疗中心。

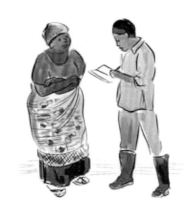

- 应尽早给患者提供早期支持性治疗（补液和镇痛），因为这样可以降低死亡率。
- 安全和有尊严的葬礼队伍对减轻受影响家庭和社区的哀伤和阻止死亡患者导致的埃博拉病毒传播是必要的。
- 控制暴发需采取的其他关键要素是：
  - 对幸存者进行监测和随访，因为其体液内可能有病毒存在，因此他们可能有传染性；
  - 对患者及其家属给予心理社会方面的支持。
  - 根据《国际卫生条例》（2005），应该制订指定入境口岸的突发公共卫生事件预案和标准操作程序。
- 42 天后（两个埃博拉病毒病最长 21 天的潜伏期）如果没有新病例，则人与人之间的传播已经得到控制，可以宣布暴发终止。

5 早期支持性治疗可提高生存率

- 早期支持性治疗，特别是口服或静脉补液以及对特殊症状的治疗，可提高生存率。
- 其他用于帮助埃博拉病毒病患者存活的治疗方法包括，如有可能并能严格执行感染预防和控制措施的情况下采取肾透析、输血和血浆替代治疗。
- 重要的是，患者和家属要信任医护人员能在专用治疗机构照料患者。
- 治疗应以患者为中心并尊重患者的偏爱。
- 目前对于埃博拉病毒病还没有商业化治疗。然而，目前正在对多种潜在的治疗（包括血液制品、免疫治疗和药物治疗）进行评估。

- 几内亚的一项大规模试验显示，实验性埃博拉病毒病疫苗对这种致死性病毒有高度保护作用。在 2015 年一项有 11 841 人参与的试验对这种称为 rVSV-ZEBOV 的疫苗进行了研究。5 837 人接种了这种疫苗，结果在接种后 10 天或以上未发现埃博拉病毒病患者。而没有接种该疫苗的对照组，在"疫苗"接种后 10 天或以上出现 23 例埃博拉病毒病。
  - 由世界卫生组织牵头，联合几内亚卫生部、无国界医生组织和挪威公共卫生研究所以及其他国际合作伙伴进行了试验。该试验选择环状接种协议，有些地方在发现一个病例后短期内就进行环状疫苗接种，而其他地方则在延迟 3 周后才进行环状疫苗接种。

强化支持
性治疗

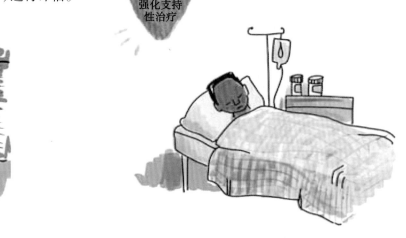

6 埃博拉病毒病很难与其他出血性疾病区分

- 疾病首发的常见症状与许多其他疾病的症状很相似，无特异性：突然发热、疲劳、肌肉疼痛、头痛和咽喉痛。

- 这些首发症状出现后，随后通常出现呕吐、腹泻、皮疹、肾脏和肝脏功能受损的症状，在某些病例还出现体内和体外出血（如牙龈渗血、便血）。

- 埃博拉病毒感染可以通过实验室诊断进行确诊：

  - 诊断方法如下：

    ○ 反转录聚合酶链反应（RT-PCR）检测。

    ○ 抗体捕获酶联免疫吸附试验（ELISA）。

    ○ 抗原捕获检测试验。

    ○ 血清中和试验。

    ○ 电子显微镜检查。

    ○ 通过细胞培养分离病毒。

  - 目前世界卫生组织推荐的检测包括：

    ○ 用于常规诊断处理的自动或半自动核酸试验（NAT）。

- 在无法获得 NAT 的遥远地区可采用快速抗原检测试验。推荐将这些试验用于筛选，将其作为监测活动的一部分。然而，反应性试验应该再用 NAT 检测来确认。

  - 用于诊断的首选标本包括：

    ○ 从有症状的存活患者采集的全血。

    ○ 从死亡患者口腔或当血液无法采集时从患者口腔采集唾液标本，并保存在通用运送培养基中（尸体的拭子标本）。

- 关于推荐的埃博拉或马尔堡病毒病病例定义，详见：http://www. who. int/csr/resources/ publications/ebola/case-definition/en/。在暴发期间，病例的定义有可能根据新的临床表现或与当地事件相关的不同传播方式而有所调整。

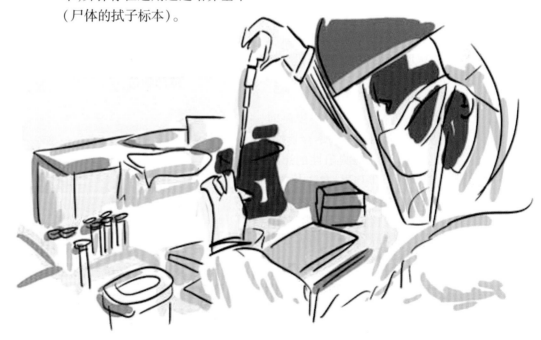

7 埃博拉病毒可以在疾病恢复者持续数月

- 人们可以从埃博拉病毒病中幸存下来。
- 目前认为从埃博拉病毒病中恢复的一些患者在免疫豁免区存在病毒。这些区域包括睾丸、眼睛内部和中枢神经系统。在怀孕时感染病毒的妇女中,病毒可能持续存在于胎盘、羊水和胎儿中。在哺乳期感染病毒的妇女中,病毒可能持续存在于母乳中。
- 已有几例性传播的病例报道。所有埃博拉病毒病的幸存者及其性伴侣都应该接受咨询以确保安全的性行为,从埃博拉病毒病治疗中心出院时给他们提供安全套,并将其纳入国家精液和体液检测项目。
- 从埃博拉病毒病治疗中心出院时,应给男性埃博拉病毒病幸存者提供精液检查。对于检测阳性的患者,随后要采用 RT-PCR 方法检查精液,每月 2 次,两次间隔至少 2 周,直至精液病毒检查阴性。由于在特定的免疫豁免区病毒不断复制,导致处于埃博拉病毒病恢复期的患者症状复发,虽然这种情况十分罕见,但还是有相关的报道。这种现象的原因迄今尚不完全清楚。

8 埃博拉病毒病的幸存者可能遭受耻辱并留下后遗症

- 幸存者可能会出现身体后遗症,应该对他们进行随访。最常见的身体后遗症是肌肉骨骼、眼睛、听觉、腹部、神经系统和性方面的问题。
- 幸存者可能会遭受耻辱。他们可能会受到社区排斥,应该对其进行随访。如果需要的话,应在就业、生活条件、家庭和社区社会支持等方面给予帮助支持。
- 对于可能要面对的可能后遗症和心理社会方面的挑战,他们应该接受宣传教育和咨询。
- 对于儿童和孕妇,应该考虑给予特殊的随访。

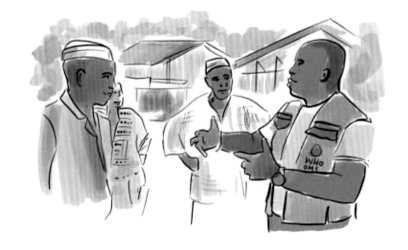

9　目前正在进行疫苗、诊断和治疗的研究

- 现正在进行研究以开发和评价疫苗、诊断工具和治疗方法。目前还没有疫苗或新疗法获得许可。
- 几内亚的一次大规模试验显示，一种实验性埃博拉病毒病疫苗对这种致死性病毒有高度的预防作用。在2015年一项涉及11 841人的大规模试验中，对这种被称为rVSV-ZEBOV的疫苗进行了研究。效果试验的结果显示，作为环状接种试验的一部分，受种者接种疫苗的效果为100%。
- 在疾病暴发期间，可以根据扩大准入规划（under expanded access）使用12种候选疫苗和一种疫苗（rVSV- ZEBOV 疫苗，对扎伊尔埃博拉病毒有效）。
- 目前正在对包括血液制品、免疫治疗和药物治疗等一系列潜在的治疗方法进行评价。
- 在 2014—2016 年埃博拉病毒病危机期间，4 种核酸检查（NAT）和 3 种快速诊断试验（RDT）获准用于紧急情况下使用。在边远地区发生暴发期间，可以使用这些检测方法。

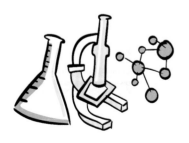

10　埃博拉病毒病是一种病毒性出血热，主要发生在非洲的农村和边远地区

- 埃博拉病毒病（EVD）（以前称为埃博拉出血热）是一种严重的人类疾病。平均病死率为约50%。在以前的数起暴发中，病死率从 25% 到 90% 不等。
- 埃博拉病毒病是一种人兽共患病，从野生动物传播给人类。
- 该疾病的储存宿主是果蝠。但该病在猴子、猿、羚羊和豪猪也有发现。如果在雨林中发现这些动物患病或死亡，应该怀疑它们罹患埃博拉病毒病。

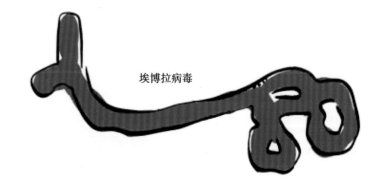

埃博拉病毒

埃博拉病毒病暴发的地理分布(1976—2018)

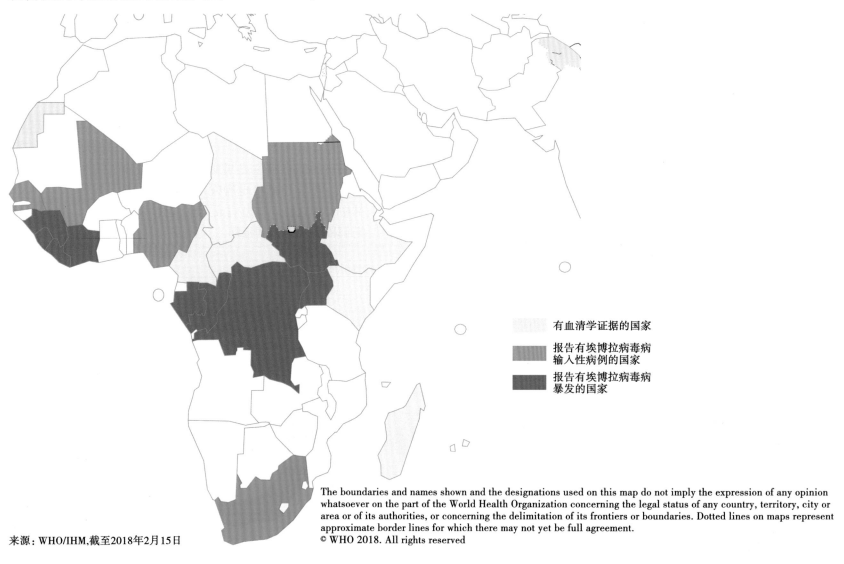

有血清学证据的国家

报告有埃博拉病毒病
输入性病例的国家

报告有埃博拉病毒病
暴发的国家

The boundaries and names shown and the designations used on this map do not imply the expression of any opinion whatsoever on the part of the World Health Organization concerning the legal status of any country, territory, city or area or of its authorities, or concerning the delimitation of its frontiers or boundaries. Dotted lines on maps represent approximate border lines for which there may not yet be full agreement.
© WHO 2018. All rights reserved

来源:WHO/IHM,截至2018年2月15日

有关埃博拉病毒病的更多信息,详见:

- Ebola WHO webpage:
  http://www.who.int/ebola/en/
- Ebola WHO fact sheet:
  http://www.who.int/mediacentre/factsheets/fs103/en/
- Ebola and Marburg virus disease epidemics: preparedness,alert,control and evaluation
  http://www.who.int/csr/resources/publications/ebola/manual_EVD/en/
- Case definitions:
  http://www.who.int/csr/resources/publications/ebola/case-defi nition/en/
- Laboratory diagnosis:
  http://www.who.int/csr/resources/publications/ebola/laboratory-guidance/en/
- Clinical management:
  http://www.who.int/csr/resources/publications/clinical-management-patients/en/
- Clinical care for survivors of EVD:
  http://www.who.int/csr/resources/publications/ebola/guidance-survivors/en/
- Infection prevention and control guidance for care of patients if health care settings,with focus on Ebola:
  http://www.who.int/csr/resources/publications/ebola/fi lovirus_infection_control/en/
- Safe and dignifi ed burials:
  http://www.who.int/csr/resources/publications/ebola/safe-burials/en/
- Ebola WHO MOOC:
  https://openwho.org/courses/pandemic-epidemic-diseases

(陈浩 译)

监测

拉沙热

你应该知道的 10 个关键事实

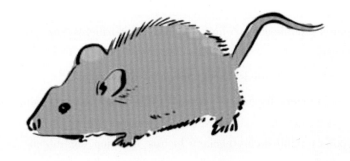

1. 拉沙热的储存宿主是老鼠。

2. 人类主要通过接触老鼠的尿液或者粪便而感染。

3. 可通过间接接触感染者的体液而发生人与人之间的传播。

4. 孕妇和婴儿可发生严重疾病。

5. 拉沙热与其他病毒性传染病不易区分。

6. 保持卫生和鼠类控制是社区预防拉沙热的最佳措施。

7. 卫生保健机构严格实施感染预防和控制措施是预防疾病传播的关键。

8. 早期支持性治疗可降低死亡率。

9. 暴发控制依赖于社区参与：主动病例搜索、接触者追踪及安全和有尊严的葬礼。

10. 拉沙热是一种发生在西非的病毒性出血热。

拉沙热应对提示

协调应对者

- 与参与应对的合作伙伴进行合作（监测、实验室、病例管理、感染预防和控制、社区参与）
- 与宗教和社区领导人联系

风险沟通

- 鼓励卫生当局：
  - 主动搜索病例和接触者追踪
  - 通过感染预防与控制措施来确保对卫生保健人员的保护
  - 宣传如何保护人员以避免感染
  - 为孕妇等高危人群提供有针对性的宣传
- 一般公众的关键信息：
  - 人主要通过接触鼠类的尿或粪便而感染
  - 避免接触患者的体液
  - 如果出现症状，及时就诊
  - 勤洗手
  - 采取措施减少与鼠类接触

健康信息

- 确保疑似病例尽快得到实验室确诊
- 根据《国际卫生条例》（2005），向世界卫生组织通报病例

卫生干预

- 社区参与和健康促进
- 病例管理以及感染预防和控制措施：
  - 隔离患者
  - 早期支持性治疗
  - 保护医务工作者
- 监测、接触者搜寻和接触者追踪
- 安全和有尊严的葬礼
- 鼠类控制

1 拉沙热的储存宿主是老鼠

- 拉沙热病毒的动物宿主是啮齿动物：多乳鼠（Mastomys rat）。

- 大鼠在出生时被感染，是拉沙热病毒的慢性无症状携带者。

- 感染的大鼠不发病，但可从尿液和粪便排出病毒。

- 病毒存在于气溶胶化的排泄物中，尤其是尿液中。

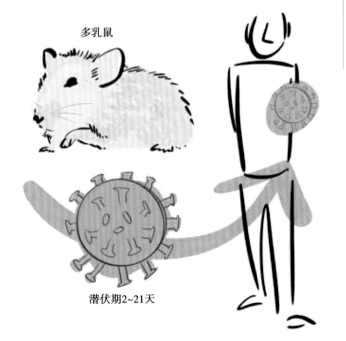

多乳鼠

潜伏期2~21天

2 人类主要通过接触老鼠的尿液或者粪便而感染

- 人类一般通过接触被感染大鼠的尿液或粪便而感染拉沙热病毒。

- 人类通过下列途径感染：

  - 通过抓捕、处理和制备多乳鼠作为食品来源（较为常见）而直接接触。

  - 摄入被感染的老鼠排泄物污染的食品。

  - 直接接触被老鼠尿液和粪便污染的物品和表面。

  - 吸入气溶胶化的病毒（罕见）。

- 这些啮齿动物移居到人类生活的地方，寻觅人类食物，因此拉沙热病毒从鼠到人的传播是常见的。

- 通过从鼠到人传播而感染的高危人群包括：

  - 通常在有多乳鼠的农村地区，尤其在卫生条件差和居住拥挤条件下的社区之居住者。

  - 捕获和食用啮齿动物产品的人。

3 可通过间接接触感染者的体液而发生人与人之间的传播

- 直接接触感染拉沙热病毒者的血液、尿液、粪便或其他体液,可导致人与人之间的拉沙热病毒传播。

- 人也可通过直接接触被污染的寝具或衣物而感染。

- 人与人之间的传播和实验室传播也会发生,尤其是在缺乏合适感染预防和控制措施的医院,病毒可通过受污染的医疗设备(如注射针的重复使用)发生传播。

- 通过人与人之间传播的高危人群:

  - 在没有适当的感染预防和控制措施情况下,卫生保健工作者或任何照顾拉沙热患者的人。

  - 处理受感染患者尸体的人(例如,在葬礼期间)。

- 与感染拉沙热患者发生性行为者。

- 尚无证据支持在人与人之间发生空气传播。

4 孕妇和婴儿可发生严重疾病

- 拉沙热可发生在任何年龄组和不同性别。

- 妊娠晚期发病特别严重:

  - 妊娠晚期,孕妇病死率可高于30%,妊娠最后 1 个月病死率可高达 50%。

  - 妊娠晚期,流产率超过 80%。

  - 孕妇的病毒血症(血液中的病毒水平)水平升高。

- 婴儿感染可导致病死率非常高。

- 婴儿(2 岁以下)可出现"婴儿肿胀综合征(swollen baby syndrome)"(水肿、腹胀和出血,往往导致死亡),年龄较大的儿童可出现与成人类似的症状。

体液接触

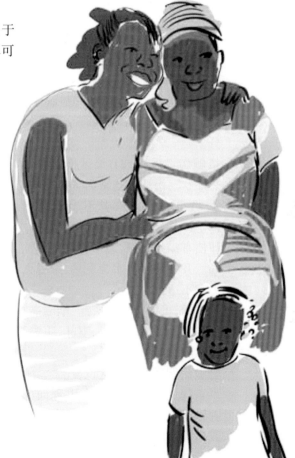

5 拉沙热与其他病毒性传染病不易区分

- 因为拉沙热的症状多变且不特异，增加了临床诊断的难度，尤其是在疾病早期，拉沙热与其他病毒性出血热（如埃博拉病毒）以及其他能引起发热的疾病（如疟疾、伤寒、黄热病、流行性感冒、麻疹、志贺菌病、霍乱、钩端螺旋体病、立克次体感染、回归热、脑膜炎、细菌性败血症和肝炎等）不易区分。
- 接触病毒后 2~21 天可出现拉沙热症状。潜伏期通常为 7~10 天。
- 大约 80% 的感染者不出现症状（无症状）或仅患有轻度疾病。
- 即使有症状，发病通常也是渐进性的。开始症状大多为发热、全身无力和不适。
- 几天后，可能会出现头痛、咽喉痛、肌肉疼痛、胸痛、恶心、呕吐、腹泻、咳嗽和腹痛。
- 轻型病例通常会迅速恢复。
- 严重病例（20%）可能会出现面部肿胀，胸腔积液，口腔、鼻腔、阴道或胃肠道出血，血压下降。严重病例需要住院治疗。

- 在晚期可出现休克、癫痫发作、震颤、定向障碍和昏迷。在致死性病例，通常在发病后 14 天内发生死亡，死亡者占总有症状感染者（包括重型和轻型病例）的 1%~2%。
- 严重病例的幸存者中，25% 会出现不同程度的耳聋。其中一半的病例，听力会在 1~3 个月后部分恢复。在恢复期可能发生短暂的脱发和步态不稳。
- 从西非返回的发热患者，特别是他们到过已知有拉沙热流行的国家的农村地区或医院，应考虑拉沙热。
- 病史对诊断至关重要。

疑似病例：逐渐出现以下一种或多种症状：全身不适、发热、头痛、咽喉痛、咳嗽、恶心、呕吐、腹泻、肌痛、胸痛、听力丧失，并有与啮齿动物或拉沙热病例的接触史。

可能病例：死亡的疑似病例（无法收集标本进行实验室确认），与实验室确诊病例有流行病学联系。

确诊病例：经实验室确诊的疑似病例（IgM 抗体阳性、拉沙热病毒抗原阳性、RT-PCR 检测拉沙热病毒 RNA 阳性、病毒分离阳性）。

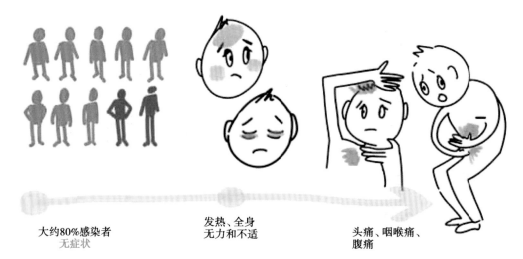

大约80%感染者
无症状

发热、全身
无力和不适

头痛、咽喉痛、
腹痛

- 拉沙热病毒感染只能采用下列方法做出实验室确诊：
  - 反转录聚合酶链反应（RT-PCR）测定。
  - 抗体酶联免疫吸附试验（ELISA）。
  - 抗原检测试验。
  - 通过细胞培养分离病毒。
- 实验室标本可能有危害，必须非常小心地处理。处理活病毒标本需4级生物安全实验室。
- 虽然在市场上也可以获得诊断性检测，但均未通过世界卫生组织资格预审程序的评估。

6 保持卫生和鼠类控制是社区预防拉沙热的最佳措施

- 为了防止感染，个人应该保持基本卫生习惯：
  - 勤洗手。
  - 充分烧煮食物。
- 提高意识是更好地管理鼠类的第一步。
- 在社区层面，应尽量减少人与鼠类动物的接触，并建议人们：
  - 将食物储存在有盖的防鼠容器中。
  - 保持房屋清洁，清除室内外垃圾。

- 养猫。
- 实施减少鼠类的措施。这需要政府做出强有力的承诺和持续的努力。可以使用的技术包括：
  - 捕杀和毒饵。
  - 使用非致命的、无毒的化学灭鼠剂的替代品（正在研究中）。
  - 减少繁殖（节育）等。

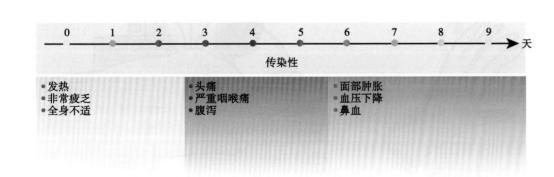

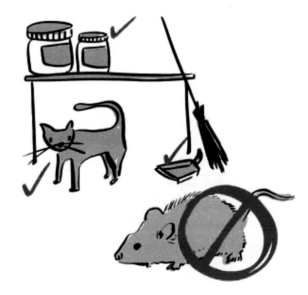

7 卫生保健机构严格实施感染预防和控制措施是预防疾病传播的关键

- 在医疗保健机构,不论假定的诊断如何,工作人员在照顾患者时,应始终采取标准预防和控制措施。这些措施包括:
  - 手卫生。
  - 呼吸道卫生。
  - 使用个人防护设备(防止飞沫喷溅以及与感染性物品的其他接触)。
  - 注射安全。
  - 安全和有尊严的葬礼。
- 卫生工作人员在护理疑似或确诊拉沙热患者时,需采取额外的感染控制措施,以预防与患者血液、体液及污染的物体表面或物品(如衣服、寝具)的接触。当近距离(1m 以内)接触拉沙热患者,卫生工作人员需穿戴防护面具(面罩或医用口罩和护目镜),干净、未经灭菌的长袖隔离衣和手套(某些操作需戴无菌手套)。
- 卫生工作人员应该记住,产科病房是潜在的感染场所,因为发生拉沙热的妇女可能会因流产和自然流产而大量出血。

8 早期支持性治疗可降低死亡率

- 支持性治疗:包括对症治疗、补液及监测液体、电解质平衡和肾功能。
- 在发病早期给予抗病毒药物利巴韦林可能是有效的。
- 无暴露后的预防性治疗。
- 目前没有获准的或商业化的疫苗。新的候选疫苗正在研发中。
- 新的候选药物正在研发中。

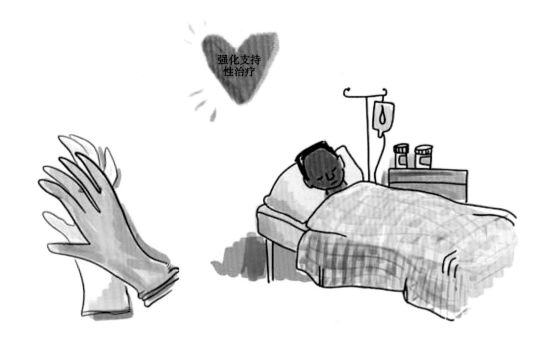

强化支持性治疗

9 暴发控制依赖于社区参与：主动病例搜索，接触者追踪以及安全和有尊严的葬礼

- 以下措施可以终止传播：

  - 社区参与，因社区对控制拉沙热暴发至关重要。他们在发现新病例、通过在家中安全地照顾患者以及安全和有尊严的葬礼来减少传播方面起重要作用。为社区提供必要的信息及防护设备，并让社区早期参与应对，以便将公共卫生措施与其社会文化信念相适应，以确保社区成员的依从性。

  - 主动搜索病例，快速隔离患者和对疑似病例的早期实验室确诊。主动搜索病例是指积极主动地寻找新病例（例如，在社区中挨家挨户走访，询问是否有人生病、是否有人死亡）。新的（疑似）病例应迅速安全地转诊至治疗中心进行隔离和治疗。

  - 密切接触者追踪是指对可能与感染拉沙热病毒者（或其体液，暴露的环境，如麻织物等）接触的人进行随访。应该在最后一次接触后 21 天内对接触者进行随访，观察有无发热等症状，如果有发病，则转诊到治疗中心。

  - 安全和有尊严的葬礼。对密切接触尸体的人进行培训，并为他们提供必要的个人防护设备是必要的。在尊重传统信念的同时，可以以安全的方式安葬死者。

  - 尽早向患者提供早期支持性治疗（补液和镇痛），可以降低病死率（见第 8 点）。

10 拉沙热是一种发生在西非的病毒性出血热

- 拉沙热是发生在西非的病毒性出血性疾病，潜伏期为 2~21 天。

- 拉沙热在贝宁、布基纳法索、科特迪瓦、加纳、几内亚、利比里亚、马里、尼日利亚、塞拉利昂和多哥均有报告，但在其他西非国家应该被认为呈地方性流行。

- 总病死率为 1%。

- 在拉沙热严重表现的住院患者中，观察的病死率达 15%。

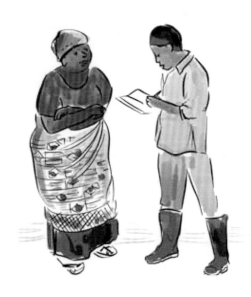

西非受影响国家拉沙热的地理分布（1969—2018）

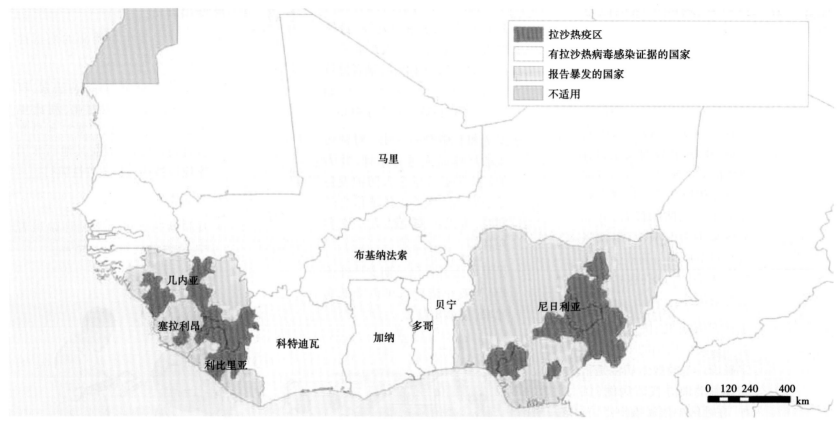

图例：

- 拉沙热疫区
- 有拉沙热病毒感染证据的国家
- 报告暴发的国家
- 不适用

马里

布基纳法索

几内亚

塞拉利昂

贝宁

尼日利亚

科特迪瓦

多哥

加纳

利比里亚

0 120 240   400
km

The boundaries and names shown and the designations used on this map do not imply the expression of any opinion whatsoever on the part of the World Health Organization concerning the legal status of any country, territory, city or area or of its authorities, or concerning the delimitation of its frontiers or boundaries. Dotted lines on maps represent approximate border lines for which there may not yet be full agreement.
© WHO 2018. All rights reserved

关于拉沙热的更多信息：

- Lassa fever WHO webpage

  http：//www. who. int/csr/disease/lassafever/en/

- Lassa fever WHO fact sheet

  http：//www. who. int/mediacentre/factsheets/fs179/en/

- Lassa fever WHO MOOC

  https：//openwho. org/courses/pandemic-epidemic-diseases

（杨桂丽　译）

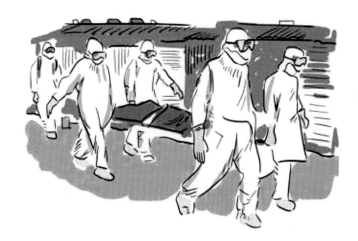

克里米亚-刚果出血热

你应该知道的 10 个关键事实

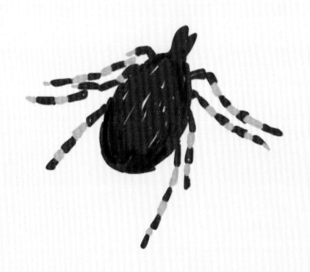

1. 克里米亚-刚果出血热病毒经蜱传播，该病在有蜱媒介存在的地方呈地方性流行。

2. 人主要通过蜱叮咬而感染，其次是通过直接接触感染者的体液发生人与人之间的传播。

3. 感染的动物不发病，给控制动物间的疾病以及提早防范和预防人的感染带来困难。

4. 克里米亚-刚果出血热是一种病死率高的严重疾病。

5. 早期支持性治疗可提高生存率。

6. 当照料患者时或在葬礼期间，感染预防和控制措施对控制感染是至关重要的。

7. 对危险因素提高警惕并采取预防措施是减少人感染的关键。

8. 目前还缺乏有效的媒介控制措施。

9. 克里米亚-刚果出血热可能会被误诊为其他病毒性出血热，早期对疑似病例做实验室确诊对启动响应至关重要。

10. 克里米亚-刚果出血热是突发公共卫生事件情景下优先研发的疾病之一（研发计划）。

克里米亚-刚果出血热应对提示

协调应对者

- 与参与应对的合作伙伴进行合作（社区参与监测、实验室、病例管理、感染预防和控制、媒介控制）
- 与动物卫生和食品生产部门联系

风险沟通

- 鼓励卫生当局：
  - 主动搜索病例和接触者追踪
  - 确保通过感染预防和控制措施保护医护人员
  - 就如何防止感染进行沟通
- 关键信息是：
  - 克里米亚-刚果出血热通过蜱或通过接触被感染的动物和人的体液而传播
  - 死亡患者的身体具有传染性
  - 在与发病或死亡的患者和动物接触时，应采取感染预防和控制措施
  - 有症状者应该及时就医，因为早期治疗会提高生存率

健康信息

- 确保对疑似病例做早期实验室确诊
- 按《国际卫生条例》（2005）要求，向世界卫生组织报告病例

卫生干预

- 社区参与和健康促进
- 病例管理和感染预防和控制措施：
  - 隔离病例
  - 早期支持性治疗和抗病毒治疗
  - 保护医护人员
- 监测和接触者追踪
- 安全和有尊严的丧葬

1 克里米亚-刚果出血热病毒经蜱传播,该病在有蜱媒介存在的地方呈地方性流行

- 尽管许多蜱可感染克里米亚-刚果出血热病毒,但是璃眼蜱属的蜱是该病的主要媒介。

- 动物被感染的蜱叮咬后可获得感染,病毒感染后可在血液中持续约 1 周,当另一只蜱叮咬时,则可让蜱-动物-蜱的循环继续下去。

- 克里米亚-刚果出血热病毒的宿主包括各种野生和家养动物,如牛、绵羊和山羊。许多鸟类对感染有抗性,但鸵鸟对该病毒易感,并显示在地方性流行区感染率高。

- 克里米亚-刚果出血热是一种病毒性出血热,在蜱媒介存在的地方呈地方性流行:北纬 50 度以南的非洲、巴尔干地区、中东和亚洲国家——这些地方是主要蜱媒介的地理范围。

2 人主要通过蜱叮咬而感染,其次是通过直接接触感染者的体液发生人与人之间的传播

- 克里米亚-刚果出血热可导致人间严重暴发。

- 人既可通过蜱叮咬,也可通过直接接触感染的蜱或有病毒血症的脊椎动物(包括野生动物和牲畜)的血液或组织而感染。

- 大多数从动物到人传播的高危人群是与畜牧业相关的人,如农业工人、屠宰场工人和兽医。

- 通过直接接触感染者的血液、分泌物、器官或其他体液可发生从人到人的二代传播。

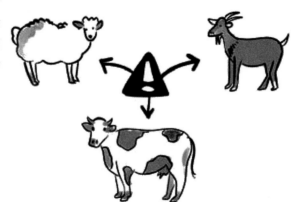

- 在直接照料患者或处理已故个体尸体(葬礼)时,人传人的风险很高。

- 由于采取的感染预防和控制措施不当,也可发生医院获得性感染。

接触体液

3 感染的动物不发病,给控制动物间的疾病以及提早防范和预防人的感染带来困难

- 受感染的动物未发病,也没有任何症状。这使得病毒通过易被忽视的蜱-脊椎动物-蜱的动物源性循环在自然界中得到保存,并且难以提早防范和预防人的潜在感染。

4 克里米亚-刚果出血热是一种病死率高的严重疾病

- 克里米亚-刚果出血热的病死率为约 30%（10%~50%）,死亡发生在发病后第 2 周。在恢复的患者中,通常在发病后第 9 天或第 10 天开始好转。

- 潜伏期的长短取决于病毒的感染方式。蜱叮咬导致的感染,其潜伏期通常为 1~3 天,最长为 9 天。接触感染的血液或组织,其潜伏期通常为 5~7 天,记录的最长潜伏期为 13 天。

- 发病急,伴有发热、肌痛（肌肉酸痛）、头晕、颈部疼痛和僵硬、背痛、头痛、眼睛疼痛和畏光（对光敏感）。早期可出现恶心、呕吐、腹泻、腹痛和咽喉痛,随后出现剧烈的情绪波动和意识模糊。2~4 天后,躁动可被嗜睡、抑郁和疲倦所取代,并且腹痛可以局限于右上腹,可检出肝大（肝脏肿大）。

- 其他临床症状包括心动过速（心率过快）、淋巴结病（淋巴结肿大）以及内部黏膜表面（如口腔和咽喉）和皮肤上的瘀点皮疹（皮肤出血引起的皮疹）。瘀点可能会转变为瘀斑（更大的皮疹）和其他出血现象。通常有肝炎的证据,且重症患者可能会在发病 5 天后迅速出现肾和肝功能衰竭或肺功能衰竭。

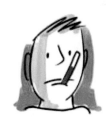

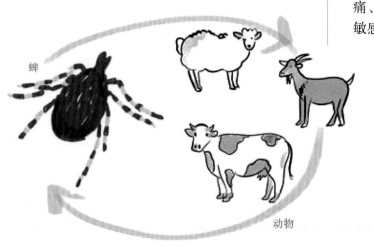

蜱

动物

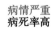

病情严重
病死率高

5 早期支持性治疗可提高生存率

- 对症治疗的一般支持性治疗是处理人群中克里米亚-刚果出血热的主要方法。
- 抗病毒药物利巴韦林已用于治疗克里米亚-刚果出血热感染,如果在疾病早期使用可能是有益的。该药可以口服和静脉注射,并且似乎是有效的。目前,世界卫生组织正在审查利巴韦林用于治疗克里米亚-刚果出血热的证据。
- 目前没有获批的或商业上可获得的针对人和动物宿主的克里米亚-刚果出血热疫苗。

6 当照料患者时或在葬礼期间,感染预防和控制措施对控制感染是至关重要的

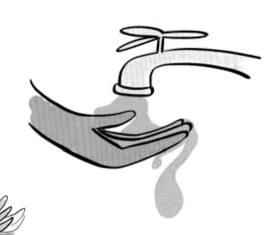

- 照料疑似或确诊的克里米亚-刚果出血热患者时,其感染预防和控制措施与埃博拉病毒病和马尔堡出血热相同。

应采取的预防措施

照料患者时	无论诊断如何,应采取标准预防措施	• 手卫生 • 呼吸道卫生 • 使用个人防护装备(阻止喷溅/与感染性材料的其他接触) • 安全注射操作
	医护人员照顾疑似或确诊克里米亚-刚果出血热病毒患者	• 应采取额外的感染控制措施,以防止接触患者的血液和体液和被污染的物体表面或物品,如衣服或床上用品 • 在与克里米亚-刚果出血热患者密切接触(1m 以内)时,应佩戴面部保护装置(面罩或医用口罩和护目镜),穿戴干净、无菌长袖防护服和手套(某些程序使用无菌手套)
	在家照料患者	• 应穿戴手套和适当的个人防护装备 • 定期洗手
葬礼期间		• 只有经过培训的丧葬队才能处理可能死于克里米亚-刚果出血热的患者尸体 • 应该对丧葬队进行培训和装备,以便正确、安全并有尊严地埋葬死者

7 ## 对危险因素提高警惕并采取预防措施是减少人感染的关键

- 在没有疫苗的情况下,减少人群感染的最佳方法是提高对风险因素的警惕,并教育人们可以采取措施来减少病毒的暴露。应该告知人们:
- 降低从蜱到人传播风险的措施包括:
  - 穿防护服(长袖衣服、长裤)。
  - 穿浅色衣服,便于检查衣服上的蜱。
  - 在衣服上使用经批准的杀虫剂(用于杀灭蜱的化学品)。
  - 在皮肤和衣服上使用经批准的驱虫剂。
  - 定期检查衣服和皮肤上是否有蜱,如果发现有蜱,将其安全移除。
  - 试图消除或控制动物或马厩及谷仓中的蜱侵扰。
  - 避开蜱密度高的地区和非常活跃的季节。
- 降低从动物到人传播风险的措施包括:
  - 在地方性流行区处理动物或其组织时,特别是在屠宰场或家中屠宰、宰杀和扑杀过程中,应穿戴手套和其他防护服。

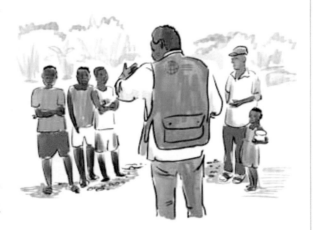

  - 在屠宰前2周,在进入屠宰场前对动物进行检疫或定期用获准的杀虫剂处理动物。
- 减少社区中人传人传播风险的措施包括:
  - 避免与克里米亚-刚果出血热感染者密切的身体接触。
  - 照料患者时应穿戴手套和防护装备。
  - 在照料或探访患者后定期洗手。

8 ## 目前还缺乏有效的媒介控制措施

- 目前的媒介控制措施并不完全令人满意:
  - 化学制剂产生蜱抗性、食品污染和环境污染。此外,媒介蜱数量多且分布广,因此用杀虫剂(用于杀死蜱的化学物质)控制蜱只是管理良好的畜牧生产机构的现实选项。
  - 物理措施(过度放牧、草原焚烧)对环境有重要的负面影响。
  - 生物措施(如使用激素和生长调节剂,使用天敌、细菌、线虫和真菌)的效果尚未完全得到证实。
- 一种对预防璃眼蜱有效的动物疫苗可以减少蜱-动物-蜱的循环,减少蜱数量,降低动物的克里米亚-刚果出血热感染率,从而减少人的暴露,是一种具有成本效益的克里米亚-刚果出血热预防措施。

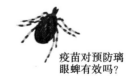

疫苗对预防璃眼蜱有效吗?

9 克里米亚-刚果出血热可能会被误诊为其他病毒性出血热，早期对疑似病例做实验室确诊对启动响应至关重要

- 由于缺乏标准化的病例定义和有关克里米亚-刚果出血热的知识，该疾病可能被误诊。这就是实验室确诊对指导应对措施是至关重要的原因。

推荐的病例定义：

疑似病例：发病时突然发热，并伴有以下一种或多种表现：头痛、肌痛、恶心、呕吐、腹泻、腹痛，以及有蜱叮咬史或与野生动物或牲畜接触史或与克里米亚-刚果出血热病例接触史。

可能病例：死亡的疑似病例（无法收集标本做实验室确认），与实验室确认病例有流行病学关联。

确诊病例：经实验室确认（IgM 抗体阳性，克里米亚-刚果出血热病毒抗原阳性，RT-PCR 检测克里米亚-刚果出血热病毒 RNA 阳性或病毒分离阳性）的疑似病例。

- 从疑似克里米亚-刚果出血热病例采集的样本应由训练有素的工作人员在符合装备要求的实验室里进行处理。

- 克里米亚-刚果出血热病毒感染可以通过几种不同的实验室检测来诊断：
  - 酶联免疫吸附试验（ELISA）。
  - 抗原检测。
  - 血清中和试验。
  - 反转录聚合酶链反应（RT-PCR）检测。
  - 通过细胞培养分离病毒。

- 患有致命疾病的患者以及患者在发病后的最初几天，通常不会产生可检出的抗体反应，因此可通过血液或组织样本中的病毒或 RNA 检测对这些个体作出诊断。

- 对患者标本的检测有极高的生物危害风险，应仅在最大程度的生物控制条件下（BSL4）进行。然而，如果标本已经被灭活（如使用杀病毒剂、γ射线、甲醛、热等），工作人员可以在基本的生物安全环境中操作。

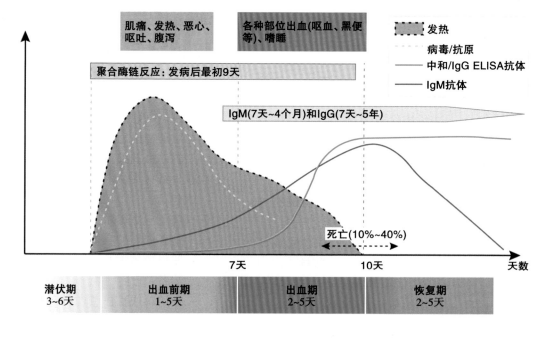

10

克里米亚-刚果出血热是突发公共卫生事件情景下优先研发的疾病之一（研发计划）

- 正在与专家和利益相关者协商制定研发计划和目标产品简况（作为研发计划的一部分）。

- 目前正在研究治疗药物（利巴韦林、法匹拉韦、静脉注射免疫球蛋白、单克隆抗体），快速诊断和对璃眼蜱有效的动物抗蜱疫苗。

- 鉴于克里米亚-刚果出血热的流行病学，每年报告的病例数有限，人类疫苗可能不是最具成本效益和可行的控制措施。

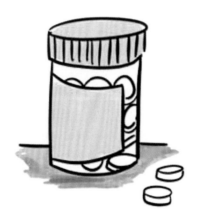

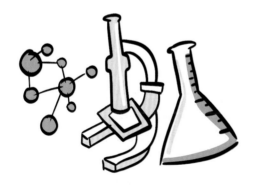

关于克里米亚-刚果出血热的更多信息：

- CCHF WHO webpage
  http://www.who.int/csr/disease/crimean_congoHF/en/

- CCHF WHO fact sheet：
  http://www.who.int/mediacentre/factsheets/fs208/en/

- R&D Blueprint：
  http://www.who.int/blueprint/en/

- Infection prevention and control guidance for care of patients in health care settings，with focus on Ebola：
  http://www.who.int/csr/resources/publications/ebola/filovirus_infec-tion_ control/en/？ua=1

（刘建华 译）

病情严重
病死率高

黄热病

你应该知道的 10 个关键事实

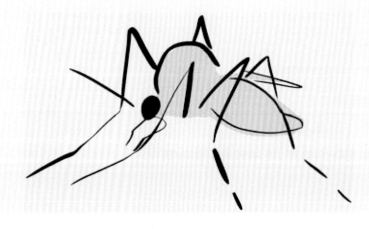

1. 城市型黄热病是黄热病最具威胁性的流行形式,通过埃及伊蚊叮咬传播。

2. 城市的黄热病暴发可能具有毁灭性。

3. 紧急大规模疫苗接种和病媒控制是应对黄热病暴发的两大主要举措。

4. 黄热病疫苗是安全的,并提供终生免疫。

5. 黄热病疫苗生产有限,但有全球应急储备。

6. 儿童常规免疫是预防暴发的关键。

7. 黄热病存在国际传播风险,故应根据《国际卫生条例》的建议加以预防。

8. 黄热病难以与其他类似症状的疾病相鉴别。

9. 早期临床处理可提高存活率。

10. 非洲卫生部长们致力于消除黄热病流行。

黄热病应对提示

协调应对者

- 联系世界卫生组织/国际协调小组要求紧急提供疫苗
- 动员合作伙伴和社区对病例周边实施病媒控制措施
- 组织紧急大规模疫苗接种运动,同时加强冷链和医疗废物管理

风险沟通

- 鼓励卫生当局:
  - 让社区参与病媒控制活动
  - 与合作伙伴合作,开展疫苗接种运动的社会动员工作
  - 确保卫生机构的病媒控制
- 关键信息:
  - 黄热病通过蚊子传播
  - 疫苗是安全的,可提供终身免疫
  - 尽早就诊可提高生存率

健康信息

- 实验室诊断可能较为困难(黄热病病毒与登革热病毒和其他黄病毒可产生血清交叉反应)
- 注意与发热性黄疸的鉴别诊断
- 分发疫苗接种卡
- 根据《国际卫生条例》(2005)向世界卫生组织通报病例

卫生干预

- 社区参与
- 紧急大规模疫苗接种
- 媒介控制
- 边境口岸(机场)控制
- 患者支持性治疗,使用蚊帐(也包括白天)

1 城市型黄热病是黄热病最具威胁性的流行形式,通过埃及伊蚊叮咬传播

- 黄热病病毒通过被感染的蚊子传播给人,以伊蚊最为常见(埃及伊蚊可以在城市环境中将该病从人传给人)。这种蚊子也可以传播寨卡病毒、基孔肯雅热病毒和登革热病毒。
- 暴发通常发生在有蚊子孳生的地区。
- 所有大陆都有伊蚊存在,其中埃及伊蚊是有史以来分布最广泛的。随着城市化导致的人口密度增加,人工幼虫栖息地的进一步增多,扩大了蚊媒传播疾病的传播。
- 伊蚊通常在白天叮咬,在清晨和傍晚/晚间达到高峰。

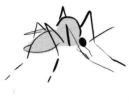

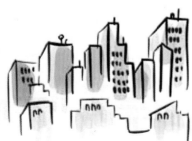

2 城市的黄热病暴发可能具有毁灭性

- **在城市的黄热病暴发可能具有极大毁灭性,由于这种暴发具有迅速扩大并广泛传播的可能性,特别是对其他国家,原因有:**
  - 人口密度增加导致疾病迅速传播。
  - 人工积水容器中孳生的导致城市型黄热病流行的蚊媒密度增加,蚊子以吸食人体血液为主,往往叮咬多个个体才能吸饱,栖息与人类居住场所密切相关。
  - 便捷和快速的人口流动,以及乘坐飞机的方便,促进了疾病传播并将疾病输出到其他国家。

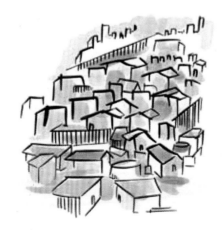

- 对目标人群的评估以及对非正式城市场所开展反应性干预措施较为困难。
- **黄热病有三种传播类型。**然而,随着地方性流行区气候和人口的变化,对这种分类可能要进行审核。
  - *森林型(或丛林型)黄热病*:在热带雨林中,猴子是黄热病的主要宿主,野外蚊子叮咬猴子后,再将病毒传给其他猴子。在森林里工作或旅行的人偶尔会被感染的蚊子叮咬,从而患上黄热病。这是美洲最常见的暴发类型。
  - *中间型黄热病*:在这类传播中,半家栖性蚊子(可孳生在野外和房屋周围)会感染猴子和人。人与被感染的蚊子之间接触的增多可加快病毒的传播,并且一个地区内许多独立的村庄可能同时发生暴发。
  - *城市型黄热病*:如果被感染的人将病毒带入人口密集的地区,而这些地区的蚊子密度高,且当地大多数人因未接种疫苗,几乎没有或根本不具有免疫力,则会发生大流行。在这种情况下,被感染的埃及伊蚊会在人与人之间传播病毒,因疫情扩散迅速而成为最严重的暴发类型。

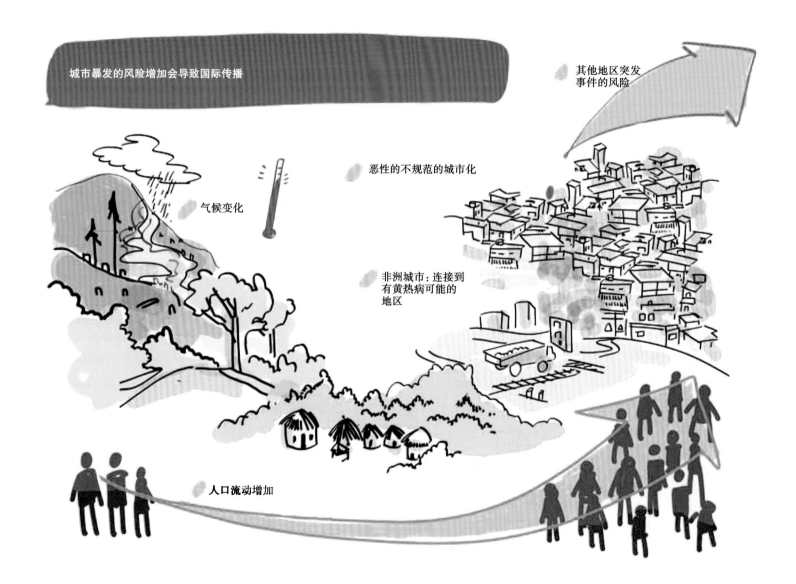

城市暴发的风险增加会导致国际传播

其他地区突发事件的风险

恶性的不规范的城市化

气候变化

非洲城市：连接到有黄热病可能的地区

人口流动增加

3 紧急大规模疫苗接种和病媒控制是应对黄热病暴发的两大主要举措

病媒控制：

- 病媒控制应针对伊蚊的整个生命周期的各个阶段，从卵到幼虫和成蚊。社区参与对这些干预措施至关重要：
  - 清除蚊子孳生地并杀灭死水中的卵/幼虫/蛹（如清洁屋顶排水沟、打扫卫生等）。
  - 对成蚊（在已知伊蚊栖息的地区）进行有针对性的滞留喷洒，如果发生暴发进行空间喷洒。
  - 对森林区野外蚊子的控制规划对预防丛林型（或森林型）黄热病的传播并不实用，故不推荐。

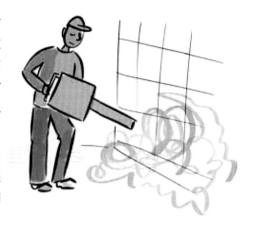

- 此外，还建议采取一些个人预防措施，如可减少皮肤暴露的衣服、使用驱避剂、使用纱窗和空调等，以避免蚊子叮咬。由于伊蚊一般在白天叮咬，使用经杀虫剂处理过的蚊帐受到一些限制。

- 蚊媒监测是病媒控制的一部分，有助于改善蚊子种群控制和疾病预防决策的及时性。幼虫和成蚊都应该作为监测的目标。

- 最后，经济发展可通过提高生活水平（如人们居住在有坚实地板和屋顶、纱窗和空调的房子里）来减少蚊媒疾病。

紧急大规模疫苗接种：

- 反应性大规模疫苗接种运动，通过提高人群免疫力，来减少病毒传播的可能性。如设定安全阈值为 60%~80%，则疫苗覆盖率超过 80% 对于阻断黄热病病毒在社区的本地传播（人-蚊子-人），并确保少数未接种疫苗的人不导致继发病例，是非常必要的。

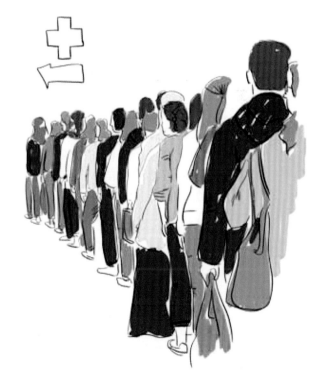

4 黄热病疫苗是安全的,并提供终生免疫

- 疫苗对预防黄热病非常有效。黄热病疫苗已经使用几十年,安全且价格低廉。超过 90% 的疫苗受种人群可在 10 天内获得有效免疫力,99% 疫苗受种人群在 30 天内获得有效免疫力。单剂疫苗就可提供终生保护,黄热病疫苗无需加强接种。

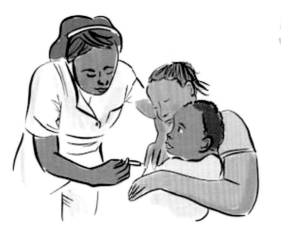

- 黄热病疫苗的不良反应通常比较轻微,如头痛、肌肉疼痛和低热。严重不良反应较为罕见。

- 在黄热病地方性流行的国家,世界卫生组织强烈建议对所有 9 月龄以上人群进行常规免疫接种。对 60 岁以上者应经过仔细的风险效益评估后再接种疫苗。不宜进行常规免疫接种的人包括:

  - 9 月龄以下婴儿。

  - 孕妇(除非在暴发期间,且疾病的风险超过疫苗的潜在不良反应,否则不应接种)。

  - 对鸡蛋蛋白严重过敏者。

  - 有严重免疫缺陷者。

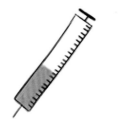

5 黄热病疫苗生产有限,但有全球应急储备

- 全球有 4 家通过资格预审的疫苗生产商,生产供应量有限。但全球有 600 万剂疫苗的应急储备,任何国家面临暴发疫情时,可向国际协调小组(ICG)提出申请便可获得。

- 在暴发应对时,如疫苗短缺,可以使用低剂量疫苗(标准剂量的 1/5),以迅速增加人群免疫,阻止在人与人之间的传播。

  - 对 2 岁以下儿童应全剂量接种,因为他们对疫苗的免疫反应可能比年长者弱。

  - 没有证据表明使用低剂量时会产生严重的不良反应。

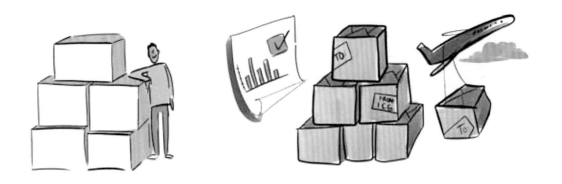

6 儿童常规免疫是预防暴发的关键

- 疫苗接种是预防黄热病的唯一最重要手段。只有对大部分人群接种疫苗，才能预防暴发。

- 将黄热病疫苗纳入扩大免疫规划就可提供足够的群体免疫。然而，约需 30 年才能将人群免疫力提高到足以阻止潜在的大规模暴发的水平。对于其他年龄组人群来说，大规模免疫接种活动可以通过所谓的黄热病"联合疫苗接种策略"以加快群体免疫的建立。

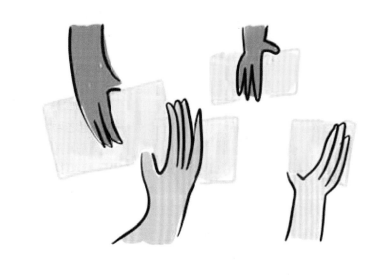

通过常规免疫、预防性大规模运动和联合疫苗接种策略来保护人群

(A) 常规儿童免疫

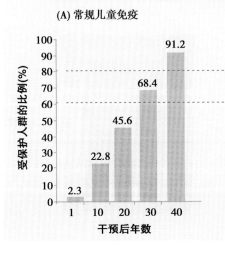

纵轴：受保护人群的比例(%)
- 1：2.3
- 10：22.8
- 20：45.6
- 30：68.4
- 40：91.2

横轴：干预后年数

(B) 预防性大规模免疫接种运动

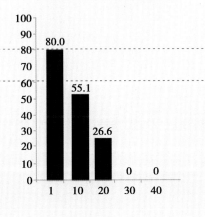

- 1：80.0
- 10：55.1
- 20：26.6
- 30：0
- 40：0

(C) 联合疫苗接种策略：常规儿童免疫＋一项预防性大规模免疫接种运动

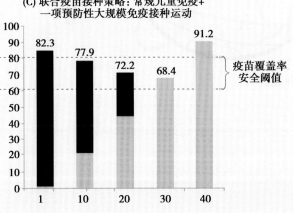

- 1：82.3
- 10：77.9
- 20：72.2
- 30：68.4
- 40：91.2

疫苗覆盖率安全阈值

7

黄热病存在国际传播风险，故应根据《国际卫生条例》的建议加以预防

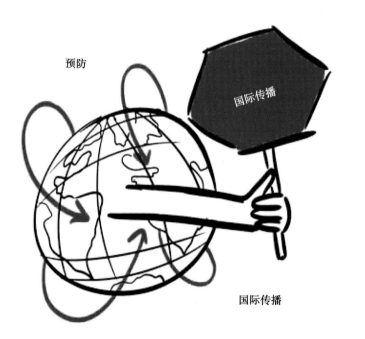

预防

国际传播

国际传播

- 由于大城市是交通枢纽，交通往来频繁，随着城市型黄热病暴发的增多，国际的疾病传播风险也随之增加。特别令人担忧的一种情况是，一旦疾病输入到一个有病媒存在且人群免疫水平较低的国家，则可能会引起当地传播。

- 黄热病病例输入到亚洲是特别令人担忧的，因为在这片大陆上所有有利于当地传播的条件（如作为媒介的埃及伊蚊、非免疫人群）都具备，这与登革热疫情显示的情况相似。

- 建议大型公司在招募有潜在森林接触（发掘、采矿、建筑和林业）的国际工作人员时，应采取措施确保对工作人员及其家庭成员接种疫苗。

- 为了防止国际传播，实施《国际卫生条例》（2005）和旅行者出示黄热病疫苗接种证书是至关重要的。根据《国际卫生条例》（2005），对有严重公共卫生影响、不寻常或意料之外、可能导致国际传播、对旅行或贸易限制有严重危险的黄热病病例，也必须通报。

- 根据《国际卫生条例》（2005），病媒防控措施可以应用于多种交通方式。

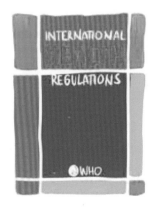

INTERNATIONAL

REGULATIONS

WHO

8 黄热病难以与其他类似症状的疾病相鉴别

- 黄热病难以诊断(尤其在疾病早期)。因为其症状为非特异性,而且易与其他常见疾病[如疟疾、病毒性肝炎(黄疸时)、登革热、钩端螺旋体病(黄疸时)、其他虫媒病毒疾病、埃博拉病毒感染(出血时)以及中毒]相混淆。
  - 一旦受到感染,黄热病病毒在体内的潜伏期为3~6天。
  - 大多数人(约88%的感染者)没有症状。
  - 症状通常分为两个阶段:
    - 首先出现常见的非特异性症状,如发热、肌肉疼痛伴有明显的背痛、头痛、食欲缺乏、恶心或呕吐。大多数病例的症状在3~4天后消失。
    - 但有少数患者(约2%~3%的感染者)在最初症状恢复后24小时内进入毒性更强的第二阶段。重新出现高热,部分身体系统(通常是肝脏和肾脏)受到影响,然后出现特征性黄疸(即"黄热病"病名的由来)、深色尿、腹痛伴呕吐。口腔、鼻子、眼睛或胃可能发生出血。进入中毒期的患者中,有一半会在7~10天内死亡。其余患者痊愈而无明显的器官损伤。

- 实验室检测对确诊黄热病并获取全球储备疫苗至关重要:
  - 在疾病早期,采集血液进行反转录聚合酶链反应(RT-PCR)检测,以确认病毒(病毒血症)的存在。
  - 在疾病后期,需要通过血清学检测(酶联免疫吸附试验,ELISA)和检测中和抗体的蚀斑减少中和试验(PRNT)以确定抗体的存在。检出抗体提示这个人已被感染,或者已接种过疫苗,但无法区分两者。根据第二份标本的抗体水平及其随时间的变化,可以显示是否为急性感染。
  - 当疑似黄热病病毒感染时,还应通过血清学方法和PCR对其他虫媒病毒(如登革热病毒、寨卡病毒、基孔肯雅热病毒、西尼罗病毒、裂谷热病毒)和病毒性出血热(如埃博拉病毒病、拉沙热、克里米亚-刚果出血热)进行系统检测。
  - 黄热病检测应在具有一定检测能力的实验室进行,以便同时进行黄热病和其他鉴别诊断的检测。

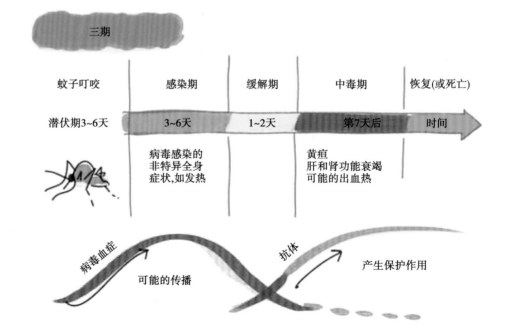

9 早期临床处理可提高存活率

- 在医院提供良好的早期支持性治疗可提高存活率。

- 目前对黄热病无特异的抗病毒药物，但可通过对脱水、肝肾功能衰竭及发热的对症治疗来改善结局。

- 白天患者需待在蚊帐中，以减少通过蚊子叮咬而将疾病传给他人的风险。

10 非洲卫生部长们致力于消除黄热病流行

- 黄热病是一种急性病毒出血性疾病。该病毒在非洲和美洲的热带地区呈地方性流行。易感的非人灵长类动物是其动物宿主，这些动物对维持地方性流行是必需的。

- 在 47 个受黄热病影响的国家中，已有 40 个被列为"消除黄热病流行战略"的重点国家。这项最新的战略由国家和合作伙伴组成的联盟共同制定，以应对该疾病不断变化的流行病学、死灰复燃的蚊子，以及不断增加的城市暴发和国际传播风险。

- 非洲成员国在 2017 年签署了"消除黄热病流行战略"，并就 10 项优先行动达成一致，从而指导各国在 2026 年前消除黄热病流行。

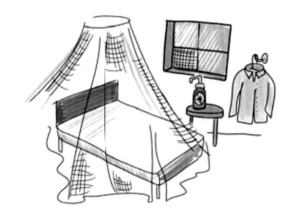

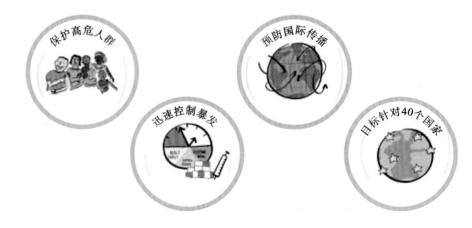

不同国家黄热病风险分类——非洲,2016

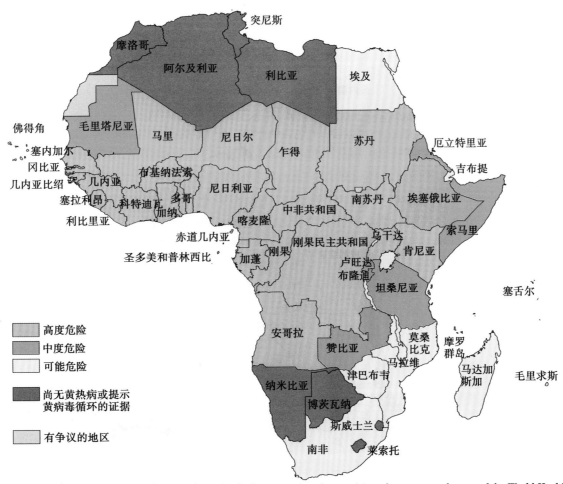

图例：

- 高度危险
- 中度危险
- 可能危险
- 尚无黄热病或提示黄病毒循环的证据
- 有争议的地区

地图标注：突尼斯、摩洛哥、阿尔及利亚、利比亚、埃及、毛里塔尼亚、马里、尼日尔、乍得、苏丹、厄立特里亚、吉布提、佛得角、塞内加尔、冈比亚、几内亚比绍、几内亚、布基纳法索、尼日利亚、南苏丹、埃塞俄比亚、索马里、塞拉利昂、科特迪瓦、多哥、加纳、喀麦隆、中非共和国、利比里亚、赤道几内亚、圣多美和普林西比、加蓬、刚果、刚果民主共和国、乌干达、肯尼亚、卢旺达、布隆迪、坦桑尼亚、塞舌尔、安哥拉、赞比亚、莫桑比克、摩罗群岛、马拉维、马达加斯加、毛里求斯、纳米比亚、津巴布韦、博茨瓦纳、斯威士兰、莱索托、南非

The boundaries and names shown and the designations used on this map do not imply the expression of any opinion whatsoever on the part of the World Health Organization concerning the legal status of any country, territory, city or area or of its authorities, or concerning the delimitation of its frontiers or boundaries. Dotted lines on maps represent approximate border lines for which there may not yet be full agreement.

© WHO 2018.

不同国家黄热病风险分类——拉丁美洲和加勒比地区,2016

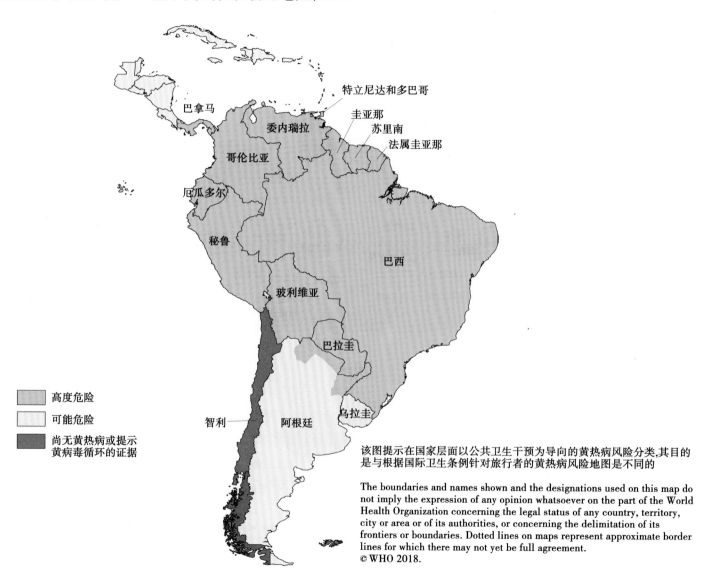

特立尼达和多巴哥

巴拿马

圭亚那

委内瑞拉

苏里南

哥伦比亚

法属圭亚那

厄瓜多尔

秘鲁

巴西

玻利维亚

巴拉圭

乌拉圭

智利　阿根廷

高度危险

可能危险

尚无黄热病或提示
黄病毒循环的证据

该图提示在国家层面以公共卫生干预为导向的黄热病风险分类,其目的
是与根据国际卫生条例针对旅行者的黄热病风险地图是不同的

The boundaries and names shown and the designations used on this map do
not imply the expression of any opinion whatsoever on the part of the World
Health Organization concerning the legal status of any country, territory,
city or area or of its authorities, or concerning the delimitation of its
frontiers or boundaries. Dotted lines on maps represent approximate border
lines for which there may not yet be full agreement.
© WHO 2018.

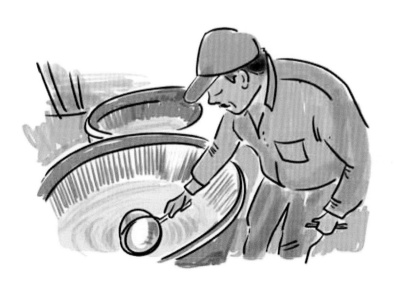

关于黄热病的更多信息

- Yellow fever WHO webpage
  http://www.who.int/csr/disease/yellowfev/en/

- Yellow fever WHO fact sheet:
  http://www.who.int/mediacentre/factsheets/fs100/en/

- EYE Strategy
  http://apps.who.int/iris/bitstream/10665/255040/1/WER9216.pdf?ua=1

- Yellow fever WHO MOOC
  https://openwho.org/courses/pandemic-epidemic-diseases

- WHO standard case definitions
  http://www.who.int/csr/disease/yellowfev/case-defi nition/en/

（杨小伟 译）

寨卡病毒病

你应该知道的 10 个关键事实

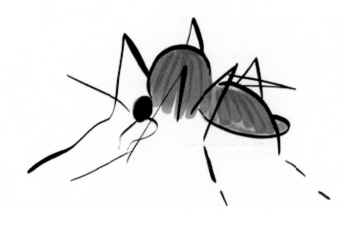

1. 寨卡病毒通过伊蚊传播,这种蚊子主要在白天叮咬。

2. 寨卡病毒感染通常无症状,但可导致严重的并发症。

3. 在妊娠期间感染对母亲和婴儿可造成许多严重危害(儿童小头症)。

4. 寨卡病毒是吉兰-巴雷综合征的促发因素。

5. 寨卡病毒也可通过性接触、输血和器官移植传播。

6. 媒介控制策略对预防和控制该病非常重要。

7. 个体应保护自己,防止蚊子叮咬。

8. 实验室检测对孕妇至关重要。

9. 对寨卡病毒感染,尚无疫苗和特异性治疗方法。

10. 对孕妇及其男性伴侣,要及时发出警告。

寨卡病毒病应对提示

协调应对者

- 协调公共卫生、妇幼保健、媒介控制和临床服务
- 为患儿及家庭提供社会服务

风险沟通

- 鼓励卫生当局，
  - 让社区参与消除蚊子孳生地活动
  - 与高危人群沟通，说明其信息来源的可信性
- 关键信息
  - 寨卡病毒在白天通过蚊子叮咬传播
  - 孕妇的婴儿是不良妊娠结局的高危人群
  - 寨卡病毒可通过性传播
  - 在暴发期间，育龄妇女应在妊娠前征求相关意见；如果妊娠，则应征求医生的意见

健康信息

- 病例的早期发现、报告和监测
- 特别是针对孕妇的实验室诊断能力
- 实验室诊断可能有困难（血清学试验与登革热病毒和其他黄病毒有交叉反应）

卫生干预

- 社区参与和健康促进
- 早期应对
- 预防伊蚊传播的感染，尤其是对孕妇的预防
- 减少住处附近的伊蚊孳生地
- 对吉兰-巴雷综合征和严重症状的患者，提供临床支持疗法
- 对出生时有小头症的婴儿提供支持
- 提供心理社会咨询和支持

1

寨卡病毒通过伊蚊传播,这种蚊子主要在白天叮咬

- 寨卡病毒通过感染的蚊子传给人类,感染的蚊子中以伊蚊属最为常见,这种蚊子也可传播黄热病病毒、基孔肯雅热病毒和登革热病毒。
- 暴发通常发生在有蚊子孳生的地区。
- 目前埃及伊蚊的分布范围为历史上最广,伊蚊在全球各大洲都有存在。城市化及其导致的人口密度增加、人为的幼虫栖息地进一步增加,都促进了蚊子传播疾病的发生。
- 伊蚊通常在白天叮咬,在清晨和黄昏为叮咬高峰。
- 在非洲、美洲、东南亚和西太平洋国家,据报告还通过伊蚊发生寨卡病毒的局部传播。
- 已知能传播寨卡病毒的伊蚊有 2 种:
  - 在大多数情况下,在热带和亚热带地区,寨卡病毒通过埃及伊蚊传播。
  - 白纹伊蚊也可传播寨卡病毒,并可耐受较冷的温度。
  - 这两种伊蚊可在室外叮咬,但埃及伊蚊也可在室内叮咬。

2

寨卡病毒感染通常无症状,但可导致严重的并发症

- 约 80% 感染者不出现症状。
- 有症状者通常表现为低热、皮疹、结膜炎(眼睛发炎)、肌肉和关节疼痛、全身不适和头痛。

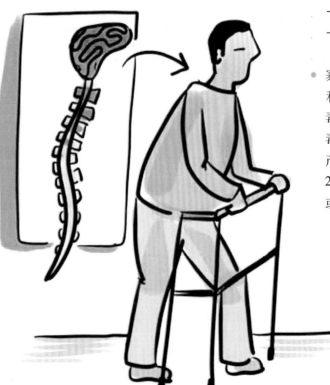

- 症状一般持续 2~7 天。
- 寨卡病毒病的潜伏期(从暴露到出现症状的时间)不详,但由于与蚊子传播的其他黄病毒疾病相似,很可能不到 1 周。
- 在少数感染者,寨卡病毒感染可导致严重的神经系统并发症。
  - 小头症和其他先天性畸形。
  - 早产和胎儿死亡。
  - 吉兰-巴雷综合征。
  - 关于寨卡病毒与其他不良结果之间的联系,正在研究之中。
- 寨卡病毒可分为两大谱系:亚洲谱系和非洲谱系。迄今,亚洲谱系寨卡病毒株导致了最近 2015/2016 的寨卡病毒病流行。至于非洲谱系寨卡病毒株产生的神经系统症状是否与 2015/2016 年流行期间观察到的症状相似或更为严重,尚不清楚。

3　在妊娠期间感染对母亲和婴儿可造成许多严重危害(儿童小头症)

- 寨卡病毒在妊娠期间可发生母婴传播,并可导致先天性畸形。
  - 小头症是指婴儿的头小于同年龄和同性别的其他婴儿的头(比孕龄的平均值小 3 个标准差以上)的一种疾病。出生时有小头症的婴儿是严重智力障碍的高危人群,随着年龄的增大,也可发生惊厥和身体残疾。对于小头症,尚无特异性治疗方法。
  - 小头症的诊断往往在出生时做出。应该在出生后 24 小时内,对所有婴儿测量头围,并进行记录。用胎儿超声检查有时可以做出小头症的早期诊断。在妊娠中期和晚期,用超声检查进行产前诊断比较准确。

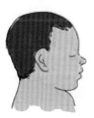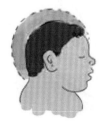

- 与宫内寨卡病毒感染相关的其他新生儿并发症包括脑钙化、癫痫、易激惹状态、脑干功能不全(如吞咽困难)、肢体挛缩、发育迟缓、听力和视力异常以及其他脑部异常。
  - 对患者及其家庭提供支持性服务是寨卡病毒病防控规划的重要组成部分。
- 与寨卡病毒感染相关的其他不良妊娠结局包括早产、流产和死产。
- 已从乳汁中发现寨卡病毒,但是否能通过哺乳传播迄今尚无报告。现有证据表明,哺乳的利益大于寨卡病毒通过乳汁传播感染的理论上的风险。
- 对于妊娠、分娩期间和产后早期感染的婴儿,有关其长期的后果还需更多的信息。

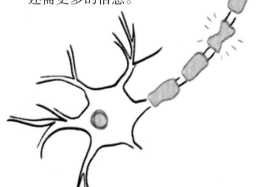

4　寨卡病毒是吉兰-巴雷综合征的促发因素

- 吉兰-巴雷综合征是一种罕见的疾病,是人的免疫系统侵犯了周围神经。
- 所有年龄组人群都可患病,但以成人和男性较为常见。
- 症状一般可持续数周。如果该病度过了危重期,大多数个体可痊愈,也无长期的并发症。
  - 吉兰-巴雷综合征的初期症状包括肢体无力或麻刺感,通常从下肢开始,并可扩散到上肢和面部。
  - 有些病例可发生上肢、下肢或面部肌肉的麻痹,20%～30%的病例胸部肌肉受累,导致呼吸困难。
  - 严重吉兰-巴雷综合征患者,说话和吞咽能力可能受累。
  - 吉兰-巴雷综合征严重患者罕见,但可导致几乎完全瘫痪。
- 因此吉兰-巴雷综合征可能危及生命。对吉兰-巴雷综合征患者应进行治疗和密切观察;严重患者可能需要加强监护,包括使用人工呼吸器辅助呼吸。治疗包括支持性疗法,有时需要使用免疫学治疗。
- 即使在条件良好的医疗机构,仍有3%～5%的吉兰-巴雷综合征患者死于并发症,如控制呼吸的肌肉麻痹、感染、脓毒血症或心脏停搏。

5 寨卡病毒也可通过性接触、输血和器官移植传播

- 寨卡病毒可通过性交传播。这是需要引起注意的,因为寨卡病毒感染与不良妊娠结局之间存在关联。

- 在寨卡病毒传播活跃的地区,卫生规划应确保:

  - 所有寨卡病毒感染者及其性伙伴(尤其是孕妇)应接受有关寨卡病毒经性传播存在风险的信息。

  - 男性和女性都要接受安全性行为的建议,并获取安全套。

  - 性活跃的男性和女性应获取相关建议,获得各种避孕方法,对是否要怀孕和何时怀孕,防止意外怀孕以及预防可能的不良妊娠结局,做到知情选择。

  - 应劝告孕妇,不要到正在发生寨卡病毒病暴发的地区旅行。

- 寨卡病毒从人到人传播的其他途径包括输血、器官移植和实验室,或其他血源暴露。

6 媒介控制策略对预防和控制该病非常重要

- 媒介控制规划应针对伊蚊从卵到幼虫和成蚊的各个阶段。社区参与对这些干预措施至关重要。

  - 消除蚊子孳生地和静止水中的卵、幼虫和蛹(如清除屋顶排水沟、打扫卫生运动等)。

  - 出现暴发时,对成蚊进行有针对性的滞留喷洒(在有伊蚊栖息的地方)和空间喷洒。

- 蚊子监测是媒介控制的一部分,有助于改善控制蚊子密度和预防疾病的及时决策。应该对幼虫和成蚊密度进行监测。

- 应根据《国际卫生条例》(2005)实施有关机场媒介控制的标准世界卫生组织建议。各国应考虑对飞行器的灭虫。

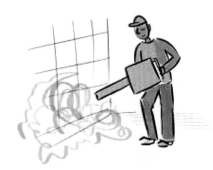

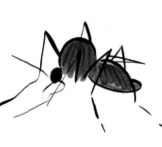

7 个体应保护自己，防止蚊子叮咬

- 应该对社区，尤其是孕妇和育龄期妇女，开展有关寨卡病毒传播风险以及如何通过减少蚊子叮咬来降低风险的宣传教育。

- 避免蚊子叮咬的个人预防措施包括穿长袖衣服减少皮肤暴露，使用蚊子驱避剂，使用窗帘和空调。由于伊蚊在白天叮咬，使用经杀虫剂处理的蚊帐效果有限。

- 最终，随着经济的发展，可通过提高居住标准（如人们居住在有实心铺地材料和屋顶、有窗帘和空调的房屋）来减少蚊传疾病。

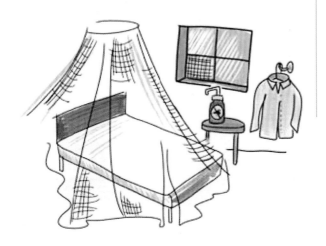

8 实验室检测对孕妇至关重要

- 由于寨卡病毒感染与孕妇和婴儿的不良结局之间有关联，重要的是要对妇女进行实验室检测。对妇女及其伴侣（如果愿意）要提供非主导性咨询，从而使得在咨询时获得充分知情，以便对下一步的妊娠处理作出选择。

- 实验室应该有检测寨卡病毒的能力：

  - 可对血液或其他体液（如尿液、唾液、精液）进行实验室检测：

    ○ 在疾病急性期可使用聚合酶链反应（PCR）。

    ○ 采用血清学试验（IgM）、核酸检测（NAT）及蚀斑减少中和试验（PRNT）。用回顾性方法难以确定寨卡病毒感染，因为血清学试验与其他黄病毒属尤其是登革热病毒有交叉反应。

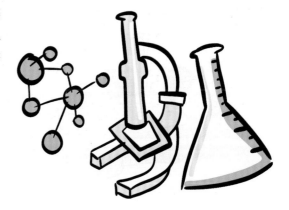

9 对寨卡病毒感染，尚无疫苗和特异性治疗方法

- 目前尚无抗病毒药物或特异性方法来治疗寨卡病毒病患者。包括非孕妇在内的个体发生寨卡病毒病时，一般症状轻微，不需特殊的治疗。有严重症状的个体应接受支持性治疗，包括休息、补充液体、疼痛和发热的对症治疗。同时应对其提供心理社会支持。

- 潜在的疗法、预防寨卡病毒感染和先天性寨卡病毒综合征的疫苗以及诊断试验正在研究中。

10 对孕妇及其男性伴侣，要及时发出警告

- 对于有寨卡病毒传播的国家、地区和/或领地，一般不对旅游和贸易进行限制。

- 然而，世界卫生组织劝告孕妇不要到下列寨卡病毒受累地区旅行。

  - 2015 年以来新引入寨卡病毒的地区，或者已再次引入寨卡病毒并持续传播的地区。

  - 在 2015 年前有寨卡病毒传播证据或发生持续传播的地区（但不符合上述分类的要求）。

- 卫生当局负责将风险和预防措施告知旅行者。

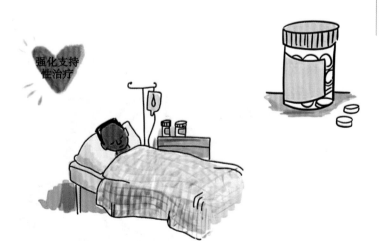

强化支持性治疗

有关塞卡病毒的详尽信息

- Zika WHO webpage：
  http：//www. who. int/csr/disease/zika/en/

- Zika virus WHO fact sheet
  http：//www. who. int/mediacentre/factsheets/zika/en/

- Risk communications and community engagement
  http：//www. who. int/csr/resources/publications/zika/community- engagement/en/

- Pregnancy management in the context of Zika virus infection：
  http：//www. who. int/csr/resources/publications/zika/pregnancy-management/en/

- Care and support of people affected by complications associated withZika virus：
  http：//www. who. int/mental_health/neurology/zika_toolkit/en/

- Prevention of sexual transmission：
  http：//www. who. int/csr/resources/publications/zika/sexual- transmission-prevention/en/

- Identification and management of Guillain-Barré syndrome in the context of Zika virus：
  http：//www. who. int/csr/resources/publications/zika/guillain-barre- syndrome/en/

（蔡彩萍　译）

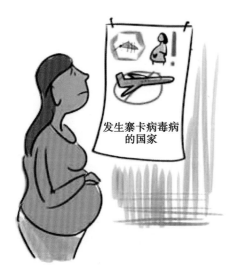

发生塞卡病毒病
的国家

基孔肯雅热

你应该知道的 10 个关键事实

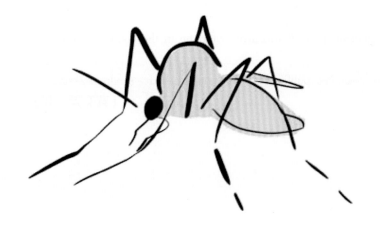

1. 基孔肯雅热通过伊蚊叮咬传播，伊蚊一般在白天叮咬。

2. 基孔肯雅热暴发通常发生在城市区域。

3. 基孔肯雅热是一种急性发热性疾病。

4. 恢复期可能会比较长，患者可能会出现并发症和后遗症。

5. 治疗主要是对症治疗，缓解症状。

6. 基孔肯雅热容易误诊为登革热或其他疾病。

7. 控制蚊子媒介是预防和控制基孔肯雅热暴发的关键措施。

8. 蚊子媒介监测对确定蚊媒控制策略至关重要。

9. 基孔肯雅热病毒感染可产生持久的保护性免疫。

10. 基孔肯雅热正作为一种全球性疾病出现。

基孔肯雅热应对提示

协调应对者

- 协调公共卫生、环境卫生、临床服务和虫媒控制人员

风险沟通

- 鼓励卫生当局开展如下工作：
  - 告知公众如何防止这种疾病
  - 建议高危人群寻求卫生保健服务
  - 消除蚊虫孳生地
- 核心信息：
  - 基孔肯雅热能导致急性和慢性疾病
  - 基孔肯雅热通过蚊子传播

健康信息

- 实验室监测和诊断能力
- 虫媒分布监测
- 早检测、早报告、早处置和早监控

卫生干预

- 社区参与和健康促进
- 虫媒控制：
  - 减少居住地周边的伊蚊孳生地
  - 预防白天蚊子叮咬
- 支持性治疗
- 病例治疗期间要挂蚊帐隔离（白天也需要）

1 基孔肯雅热通过伊蚊叮咬传播，伊蚊一般在白天叮咬

- 基孔肯雅热病毒通过感染的蚊子传给人，其中最常见的是伊蚊。这种蚊子还会传播黄热病病毒、寨卡病毒和登革热病毒。

- 暴发通常发生在有蚊子孳生的地区。

- 当前是有记录以来埃及伊蚊分布最广的时期，且伊蚊在各大洲都有分布。城市化建设导致人口密度增加，同时也增加了人为的幼虫孳生地，从而促进了蚊子传播疾病的扩散。

- 伊蚊通常在白天叮咬，主要集中在清晨和傍晚。

- 目前已知有 2 种伊蚊可传播基孔肯雅热病毒：
    - 在大多数情况下，在热带和亚热带地区基孔肯雅热通过埃及伊蚊传播。
    - 白纹伊蚊也可传播基孔肯雅热病毒，且能耐受较冷的温度。
    - 2 种蚊子都可在户外叮咬，且埃及伊蚊还会在室内叮咬。

- 基孔肯雅热病毒也可通过输血、实验室或其他血源性暴露而传播。

2 基孔肯雅热暴发通常发生在城市区域

- 在疾病流行期间，人类是基孔肯雅热病毒的宿主。

- 城市的基孔肯雅热病毒传播模式与登革热病毒传播模式类似。

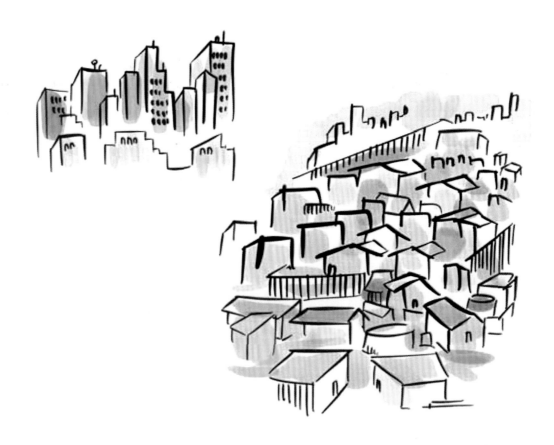

3　基孔肯雅热是一种急性发热性疾病

- 基孔肯雅热为急性发热性疾病，通常伴有关节痛。
- 其他常见的症状和体征包括：肌肉疼痛、头痛、恶心、疲乏和出疹。
- 关节痛通常逐渐减轻，一般会持续数天，也可长达数周。因此，该病毒可以引起急性、亚急性或慢性疾病。
- 该病的临床表现与登革热一致，因此在登革热常见的地区容易被误诊为登革热。
- 儿童发病可能会出现一些其他症状，如轻度出血性表现、关节痛和关节炎、淋巴结病、结膜充血、眼睑肿胀和咽喉炎等。罕见的临床表现包括神经系统症状，如癫痫、意识改变、球后视神经炎导致的失明，以及急性弛缓性麻痹等。
- 该病通常不致命。采取对症治疗和休息后通常就可痊愈。
- 通常被感染的蚊子叮咬后 4～8 天内发病，发病潜伏期可达 2～12 天。
- 基孔肯雅热的急性期持续 3～10 天，但恢复期可以延长至 1 年甚至更长。
- 存在无症状的隐性感染者，但不知道其发生的比例。

4　恢复期可能会比较长，患者可能会出现并发症和后遗症

- 极少数基孔肯雅热病例还会出现神经系统、出血、视神经和严重多器官损害的临床症状。
- 在老年病例中，基孔肯雅热会引发伴随的基础疾病频发或机体免疫力下降，从而导致过早死亡。
- 部分病例出现关节痛或关节炎而失能，并可持续数周到数月。这些病例可能需要长期的抗炎治疗。
- 基孔肯雅热患者应该从社区获得帮助，并寻求职业和社会的康复支持。

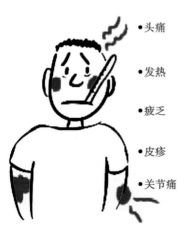

- 头痛
- 发热
- 疲乏
- 皮疹
- 关节痛

5 治疗主要是对症治疗,缓解症状

- 目前对基孔肯雅热还没有特异的抗病毒药物治疗。
- 治疗主要是减轻症状,可采用退热药(对乙酰氨基酚是首选药物),合适的镇痛剂和补液等。也有报道用冰敷来缓解关节疼痛症状。
- 基孔肯雅热患者应该休息,并多喝水。
- 避免使用阿司匹林,因为该药物对血小板有影响。对乙酰氨基酚或非类固醇类抗炎药可以用于缓解症状。
- 所有疑似病例在发热期间都要在蚊帐内进行隔离。
- 对病例及其家人还应该给予社会心理学方面的支持。
- 虽然已经有一些候选疫苗在人群中进行试验,但目前还没有基孔肯雅热疫苗可以使用。

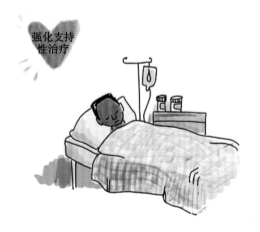

强化支持性治疗

6 基孔肯雅热容易误诊为登革热或其他疾病

- 基孔肯雅热患者可表现为非特异性症状,很容易与其他一些疾病(如登革热、钩端螺旋体病、疟疾、脑膜炎、风湿热等相混淆。因此,实验室诊断对明确病因和采取相应的公共卫生应对措施是至关重要的。
- 下列一些方法可用于诊断:

  - 分子生物学技术:聚合酶链反应(PCR)。

  - 病毒分离:可以从感染的最初几天采集血液标本分离病毒。可以使用多种反转录聚合酶链反应(RT-PCR),但敏感性波动比较大。

  - 血清学检测方法:如酶联免疫吸附试验(ELISA)可以检测基孔肯雅热特异性抗体 IgM 和 IgG。IgM 抗体水平在发病后 3~4 周达到高峰,并持续约 2 个月。

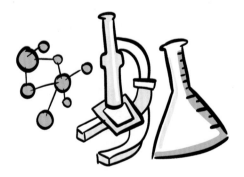

7 控制蚊子媒介是预防和控制基孔肯雅热暴发的关键措施

- 媒介控制策略应该针对伊蚊从虫卵、幼虫和成蚊等的所有各个阶段。社区参与对这些干预措施是至关重要的。
  - 消除蚊子孳生地和静止水中的虫卵、幼虫、蛹（如清洁屋顶排水沟、大扫除运动等）。
  - 对成蚊进行有针对性的滞留喷洒（在已知为伊蚊栖息地的地区）；如果发生暴发，进行空间喷洒。
- 此外，建议采取个人防护措施，包括穿长袖衣服减少皮肤暴露，使用驱蚊剂、纱窗和空调等，以避免蚊子叮咬。由于伊蚊主要在白天叮咬，使用杀虫剂处理过的蚊帐作用有限。
- 最终，随着经济的发展和人们居住条件的改善（如居住在有坚实地板和屋顶、有纱窗和空调的房子），蚊子传播的疾病也会减少。
- 关于机场媒介控制的标准世界卫生组织推荐，应根据《国际卫生条例》（2005）要求来实施，各国也应该考虑对飞机的灭蚊。

8 蚊子媒介监测对确定蚊媒控制策略至关重要

- 蚊子监测是媒介控制的一部分，有利于提高控制蚊子密度和预防疾病决策的及时性。要对幼虫和成蚊密度进行监测。
- 监测数据有助于选择和使用最佳的蚊媒控制工具，并可用于监测其效果。

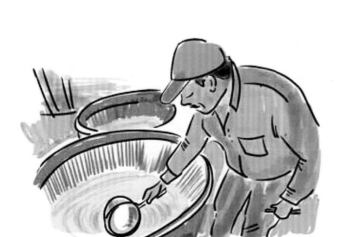

9　基孔肯雅热病毒感染可产生持久的保护性免疫

- 对该病仍有许多未知之处（如临床感染谱），因此正在开展相关研究以填补在了解该疾病科学知识方面的空白。

- 该病大规模暴发与长期寂静交替出现的神秘现象之原因、病毒在自然界的存活以及引起暴发的因素，尚需进一步研究。

- 对诊断方法、治疗方法和疫苗也要进行重点研究。

10　基孔肯雅热正作为一种全球性疾病出现

- 城市化的发展，人类旅行，病毒的适应性增加，缺乏有效的控制措施，以及有新的媒介传播，这些因素导致了最近基孔肯雅热的再现。

- 在世界亚热带和温带地区，因为有白纹伊蚊这一潜在虫媒，所以有该病暴发的危险存在。

- 近年登革热、基孔肯雅热和寨卡病毒病等疾病的广泛传播，提示确定控制伊蚊方法的必要性和迫切性。

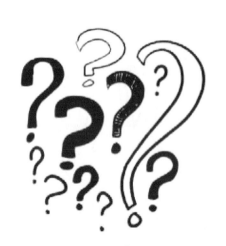

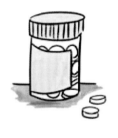

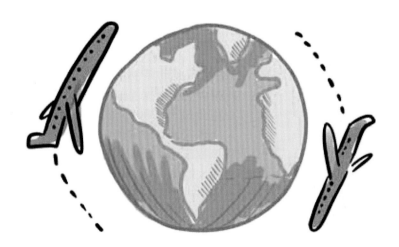

关于基孔肯雅热的更多信息：

- Chikungunya WHO webpage：
  http：//www. who. int/emergencies/diseases/chikungunya/en/

- Chikungunya WHO fact sheet：
  http：//www. who. int/mediacentre/factsheets/fs327/en/

- Prevention and control：
  http：//www. wpro. who. int/mvp/topics/ntd/Chikungunya_WHO_SEARO. pdf

- WHO standard case definitions：
  http：//www. who. int/wer/2015/wer9033. pdf？ua＝1

（何寒青 译）

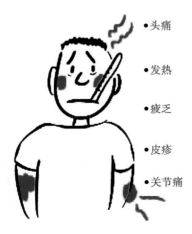

- 头痛
- 发热
- 疲乏
- 皮疹
- 关节痛

禽流感和其他人畜共患流感

你应该知道的 10 个关键事实

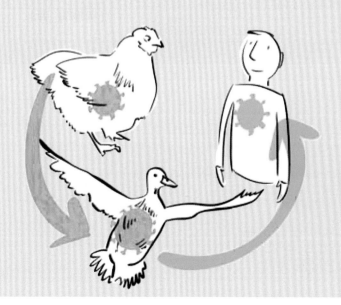

1. 动物流感病毒（包括禽流感病毒、猪流感病毒和其他动物源性流感病毒）偶尔也可感染人类。

2. 多部门的协调和沟通是任何暴发应对的重要部分。

3. 要对所有的职业暴露者或其他危险因素暴露者提供保护。

4. 只要充分烧煮并在制备期间处理得当，蛋类、禽类及其禽类制品均可安全食用。

5. 为了使公众暴露风险降到最低，应鼓励人们保持良好的个人卫生，并告知公众一旦发病应及时就诊。

6. 加强对人感染禽流感病例的监测。

7. 采集合适的标本，快速准确地进行病毒分离和鉴定，对病例早期诊断和处理是必不可少的。

8. 卫生保健机构需做好禽流感病毒感染者处置的准备。

9. 动物卫生部门负责预防和控制动物疾病（包括禽流感）的暴发。

10. 甲型 H5N1 禽流感疫苗未广泛使用，是否接种该疫苗取决于感染的风险。

禽流感和其他动物源性流感应对提示

协调应对者

- 多部门应对：动物卫生部门和公共卫生部门之间的协调是做好监测、应对和预防工作的关键

风险沟通

- 鼓励卫生当局：
  - 对因动物发病而导致损失的业主或农场主，要有补偿的方法，以鼓励他们早期报告疫情
  - 建立适宜的多部门沟通机制

- 核心信息：
  - 禽流感主要通过直接接触从感染的动物传给人
  - 通常不会在人与人之间发生持续传播
  - 促进良好的个人卫生习惯（如洗手）
  - 推广适当的食物安全指引
  - 向有关当局报告发病的动物

健康信息

- 动物卫生部门提供的信息与人类公共卫生部门共享，以支持发病地区的预防工作
- 人类病例的信息与动物卫生部门共享也同等重要，以便更有针对性地实施应对措施
- 确保与世界卫生组织合作中心共享人类病例的病毒信息
- 根据《国际卫生条例》（2005）要求，向世界卫生组织通报病例情况

卫生干预

- 开展病例调查，加强疾病监测
- 采集合适的标本
- 对患者采取抗病毒治疗和支持性治疗
- 接触者监测
- 高危人群的疫苗接种
- 感染的预防和控制措施：
  - 预防医源性感染
  - 个人防护设备

1

动物流感病毒（包括禽流感病毒、猪流感病毒和其他动物源性流感病毒）偶尔也可感染人类

- 野生水禽是甲型流感病毒的储存宿主。新的和非常不同的甲型流感病毒的出现，并能感染人，且能在人与人之间的持续传播，则可引起流感大流行。

- 人类可感染禽流感病毒、猪流感病毒和其他动物源性流感病毒。

- 禽流感是一种家禽和野生鸟类的疾病，一旦发生暴发，将给家禽部门造成严重后果。家养动物（家禽类：鸡、鸭、火鸡等）通过与野生鸟类接触而感染禽流感。根据病毒对鸟类和禽类导致疾病的严重程度，将禽流感病毒分成低致病性（LP）和高致病性（HP）病毒。但这两个术语并不适用于感染这些病毒的人类疾病。

- 禽流感甲型病毒与人类流感病毒不同，也不容易在人群中传播。人主要通过直接接触发病的动物或污染的环境而获得感染，但并不会导致这些病毒在人与人之间的有效传播。

- 人感染禽流感和其他动物源性流感后，引起的疾病症状差异较大，从轻度结膜炎到严重肺炎，甚至死亡。

2

多部门的协调和沟通是任何暴发应对的重要部分

- 一个国家首次出现禽类高致病性禽流感暴发后，通常会引起极大的关注，并会扰乱社会经济生活秩序。因此，与各利益相关部门进行有效的沟通是任何一次暴发应对的重要部分。

- 监测、风险沟通和干预措施监测，都需要有关部门（包括动物卫生机构和人类卫生部门）的大力协调配合。

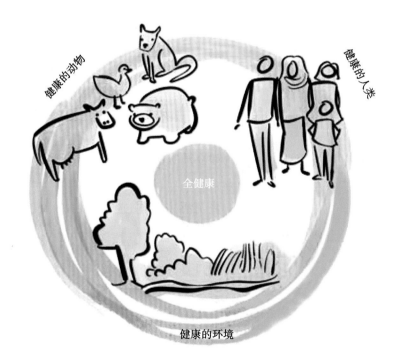

健康的动物

健康的人类

全健康

健康的环境

3 要对所有的职业暴露者或其他危险因素暴露者提供保护

- 保护特定的高危职业人群,如采集病禽标本,捕杀和处置被感染的禽类,清理污染场所的人员。

- 提供合适的个人防护设备,并培训如何正确地使用这些设备。

- 当地卫生当局对所有这些高危人群进行登记和密切观察,从与禽类或其环境接触的最后一天起,持续 7 天。

- 有症状人员应根据世界卫生组织指南,采用流感特效的抗病毒药物治疗。

- 如果能获得足够的抗病毒药物,可以考虑采用抗病毒药物进行预防性服药(世界卫生组织指南中可找到抗病毒药物的预防性服用的建议)。

- 应该考虑给禽流感病毒的高危暴露人群接种季节性流感疫苗。

4 只要充分烧煮并在制备期间处理得当,蛋类、禽类及其禽类制品均可安全食用

- 告知公众食品安全食用的方法。提倡充分煮熟禽类及禽类制品。将生肉与熟食或即食食品分开。保持清洁并经常洗手。正确处理和储存肉类。

- 应评估活禽畜市场的卫生和生物安全情况,并尽可能改善。

- 国家食品安全当局和禽肉生产企业应制定并执行符合危害分析关键控制点(HACCP)原则和步骤的质量保证方案。

- 仔细处理来自开放式地表水的饮用水,以降低任何潜在的风险。请注意,经恰当处理的污水对人类的危险不大。要知道有时娱乐水也可能被污染。此外,要考虑到被感染动物排出的粪便也有传染性。

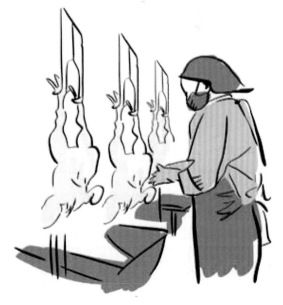

5 为了使公众暴露风险降到最低，应鼓励人们保持良好的个人卫生，并告知公众一旦发病应及时就诊

- 减少公众暴露于潜在感染的禽类和其他污染源，鼓励良好的个人卫生，尤其要经常洗手，并告知公众一旦发病要及时就医。

- 当禽流感病毒在某地区流行时，所有暴露于被感染禽类的人为高危人群，尤其是下列人群：在庭院内或家里养活禽者，或者是在市场上购买活禽或鸟类者；宰杀、脱毛或屠宰禽类者；处理或制备生禽供进一步烧煮和食用者；运输或销售活禽或白条禽者；在禽类企业从事禽类筛查/剔除/处置等禽

类工作人员，包括：养殖者和兽医；接触禽类副产品（如内脏、粪肥、羽毛等）或被这些副产品污染的水（如活禽市场或屠宰场的污水）的人；或者食用生禽制品者。

- 公众应该尽量避免接触鸡、鸭或其他禽类，避免到禽类饲养、屠宰或加工场所。还应该做到下列几点：

  - 让孩子远离鸟类及其排泄物，包括羽毛和粪肥。

  - 不应让儿童收集禽蛋，也不应参与宰杀或食品制备。

  - 一旦发现病禽或非正常死亡禽类，应立即向当局报告。

  - 遵守所有要实施的官方控制措施（如动物活动限制）。

  - 不许屠宰和/或食用显示有疾病表现的或非正常死亡的禽类。

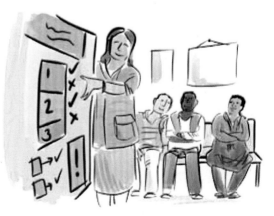

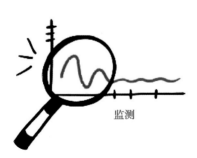

监测

6 加强对人感染禽流感病例的监测

- 禽流感不易从感染的动物传给人，也不会在人与人之间持续传播。

- 然而，重要的是确保对疑似人感染禽流感病例进行调查，以便给予最佳的治疗；确定这些病例的其他可能人类密切接触者并监测其发病情况；以及识别是否存在人与人之间的病毒传播。

- 开展人感染禽流感病例调查的最重要目的，是评估人与人之间传播病毒的可能性，尤其是人感染病例的聚集性以及确诊病例的接触情况。

- 加强监测应该考虑人们寻求医疗服务的行为，且有多种方法，如基于卫生保健机构和/或社区的主动和被动监测等。

- 对暴露于禽流感的人员应该监视其健康状况，从已知的暴露之日起再加 7 天。这将有助于早期发现疾病，及时采用抗病毒治疗和采取隔离防范措施。如有健康问题，暴露者应向卫生保健机构报告。

7 采集合适的标本,快速准确地进行病毒分离和鉴定,对病例早期诊断和处理是必不可少的

- 采集疑似人感染禽流感病例合适的标本,由有资质的实验室进行初步鉴定,并在专业参比实验室对病毒分离物的特性进行快速和准确的鉴定,这些对早期发现病例、及时处理病例和了解疾病的流行病学是至关重要的。

- 此外,采集合适的标本对监测抗病毒药物耐药性的产生、生产有效的疫苗和评价实验室方法都是非常重要的。

- 确保有采集标本的材料,以保证安全、及时和正确地采集标本。

- 促进与世界卫生组织认可的实验室共享病毒/标本。

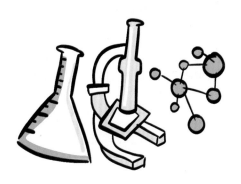

8 卫生保健机构需做好禽流感病毒感染者处置的准备

- 实施早期的感染防范措施以防止医院内(源自医院的)传播疾病。

- 恰当地处理患者,防止发生重症和死亡。使用神经氨酸酶抑制剂(奥司他韦,扎那米韦)作为抗病毒治疗的首选,根据季节性流感病毒感染的标准方案,尽快(最好在出现症状后 48 小时内)使用以提高药物疗效。要监测患者和病毒情况,以了解病毒的耐药性。

- 如果国内神经氨酸酶抑制剂供应不足,世界卫生组织可以从其全球战略储备中调拨这些药物。

- 根据《国际卫生条例》(2005),如发现实验室确诊病例,应向世界卫生组织报告。

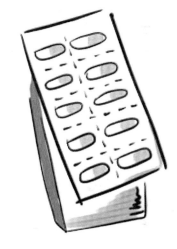

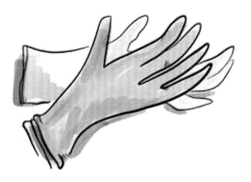

9 动物卫生部门负责预防和控制动物疾病（包括禽流感）的暴发

- 控制动物源性疾病是减低人类疾病风险的关键。

- 报告新发的和正在发生的动物疾病暴发，对关注疫区的人类健康预防行动，提高动物疾病防控专业人员和普通公众的意识是非常重要的。与动物卫生机构分享人感染禽流感病例的信息也同样重要，从而能有针对性地采取应对措施。

- 联合国（United Nations，UN）的粮食和农业组织（Food and Agriculture Organization，FAO）通过给成员国提供知识，政策建议和技术援助来促进食品安全和改善营养。FAO 发布了禽流感相关信息和指南，给各国提供直接的技术援助，并和许多利益集团紧密合作。

- 世界动物卫生组织（World Organization for Animal Health，OIE）制定动物卫生和人畜共患病的国际标准并形成"OIE 编码"和"OIE 手册"，同时负责收集和发布来自各成员国的官方动物疾病信息。世界动物卫生组织与各国兽医服务机构以及 FAO 在国家、区域和全球等层面进行合作，给各国提供技术支持（如实验室技术支持）。

- 通常设在农业部的国家兽医服务机构负责实施全国禽流感防控措施，以预防控制疾病在禽类中的传播。

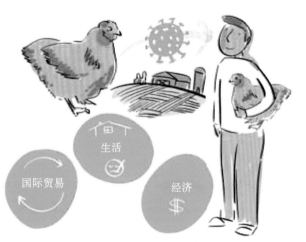

10 甲型 H5N1 禽流感疫苗未广泛使用，是否接种该疫苗取决于感染的风险

- 世界卫生组织推荐对所有国家的卫生保健人员接种季节性流感疫苗，以保护患者防止季节性流感的感染。此外，世界卫生组织还推荐对禽流感病毒有高度暴露风险的某些人群接种季节性流感疫苗，并作为降低人感染禽流感病毒和人流感病毒同时感染的措施之一。

- 根据世界卫生组织推荐的候选疫苗毒株，研发了人用甲型 H5N1 病毒疫苗，并在几个国家获准使用，但并没有广泛使用。人用 H5N1 病毒疫苗推荐用于从事人或动物甲型 H5N1 流感暴发防控的一线应对人员，以及在特定转诊机构评价或处理疑似或确诊甲型 H5N1 病毒感染病例的卫生保健人员。要注意，世界卫生组织没有甲型 H5N1 疫苗的储备。

禽流感和其他动物源性流感的更多信息：

- Avian and other zoonotic influenza WHO webpage：
  http：//www. who. int/influenza/human_animal_interface/en/

- Avian and other zoonotic influenza WHO fact sheet：
  http：//www. who. int/mediacentre/factsheets/avian_influenza/en/

- Avian and other zoonotic influenza WHO MOOC：
  https：//openwho. org/courses/avian-and-other-zoonotic-influenza-introduc-
  tion

- WHO Summary Of Key Information Practical To Countries Experiencing
  Outbreaks Of A（H5N1）And Other Subtypes Of Avian Influenza，First
  Edition July 2016
  http：//apps. who. int/iris/bitstream/10665/246251/1/WHO-OHE-PEDGIP-
  EPI-2016. 1-eng. pdf？ua＝1

- Case definitions for the four diseases requiring notification to WHO in all
  circumstances under the IHR（2005）
  http：//www. who. int/ihr/survellance_response/case_definitions/en/

- Pandemic Influenza Preparedness Framework for sharing of influenza vi-
  rus and access to vaccines and other benefits
  http：//www. who. int/infl uenza/resources/pip_framework/en/

（何寒青　译）

季节性流感

你应该知道的 10 个关键事实

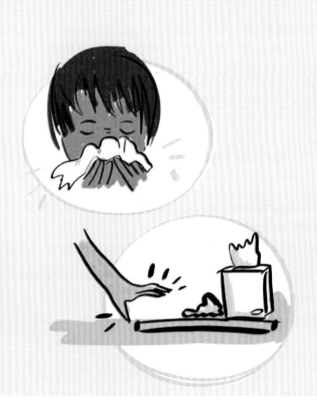

1. 季节性流感是经飞沫传播的呼吸道疾病。

2. 流感似乎呈季节性流行,并有很强的破坏性。

3. 甲型和乙型流感均可引起流行。

4. 流感可能是严重的,并可引起死亡。

5. 预防流感的最好方法是每年接种流感疫苗。

6. 早期使用抗病毒药物治疗可以减少并发症和死亡。

7. 季节性流感临床上与其他呼吸道疾病的鉴别较为困难。

8. 非药物措施可预防和减少传播。

9. 监控、定期监测及共享数据和病毒是非常重要的。

10. 边境控制并不能减少国际传播。

季节性流感应对提示

协调应对者

- 世界卫生组织全球流感监测和应对系统（Global Influenza Surveillance and Response System，GISRS）监测全球流感活动并提供这些领域的建议，包括实验室诊断、疫苗、抗病毒药物敏感性和风险评估

风险沟通

- 鼓励卫生当局：
  - 宣传预防措施
  - 关于疫苗有效性和安全性的宣教，尤其是对高危人群

- 保持手卫生和呼吸道卫生，并注意咳嗽礼仪

- 关键信息：
  - 季节性流感有很强的传染性
  - 该病通过飞沫传播
  - 最好的预防措施是每年接种疫苗
  - 高危人群，包括老人、孕妇、婴儿和有基础疾病者，发病风险高，应寻求医疗保健服务

健康信息

- 定期共享流行病学信息和病毒信息，有助于制定有关减少流感负担的政策

卫生干预

- 每年接种疫苗

- 抗病毒药物

- 非药物干预措施：
  - 社交隔离（如学校关闭）
  - 卫生：咳嗽礼仪、手卫生

1 季节性流感是经飞沫传播的呼吸道疾病

- 季节性流感是一种急性呼吸道疾病。

- 流感具有很强的传染性：当感染的人咳嗽或喷嚏时，易通过飞沫在人与人之间传播。有时，也通过空气传播，特别是在产生气溶胶的操作时。

- 也可通过接触污染的物体表面和手发生传播。

- 因此，在拥挤的场所（如学校和养老院）可发生迅速传播。

- 减少传播的预防措施包括：手卫生、呼吸道卫生、咳嗽礼仪和医院中采取的飞沫防控措施。

2 流感似乎呈季节性流行，并有很强的破坏性

- 在温带气候，季节性流行主要发生在冬季。在温带地区，流行一般持续 8~10 周。

- 在热带地区，流感流行的季节性并无规律。有些国家有 2 个流行高峰，而另一些国家流行的规律性不强。

- 流行可能有很强的破坏性。虽然每年的疾病负担变化较大，平均负担目前正在评估中，但流感在所有国家确实会成为重大疾病。由于流感会导致旷工和旷课、生产力下降和医院能力难以承受。除对疾病本身造成危害外，流行还会对经济产生较大的影响。

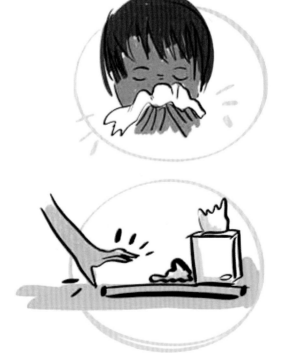

3 甲型和乙型流感均可引起流行

- 流感病毒分为 4 个型,分别为甲型、乙型、丙型和丁型。但只有甲型可感染许多物种(如鸟类、人类、猪、马等)。乙型和丙型主要感染人类。丙型流感少见且症状轻,因此对公共卫生影响并不大。

- 甲型流感病毒根据其表面蛋白进一步分为亚型。根据血凝素分为 18 个亚型,根据神经氨酸酶分为 11 个亚型。不同的组合是可能的。目前,H3N3 和 H1N1pdm09 作为季节性甲型流感病毒正在人类流行。

- 流感病毒不断发生的变异称为抗原漂移,导致的病毒变异使人每年对流感易感,因他们对漂移的病毒没有免疫力。

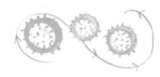

持续变异

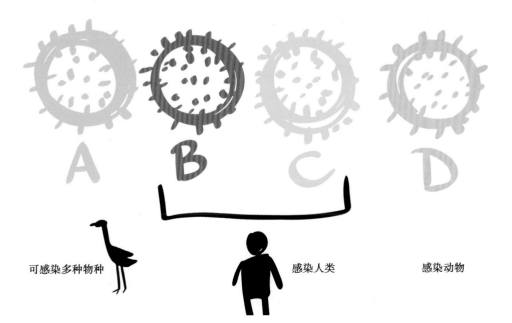

可感染多种物种　　　感染人类　　　感染动物

4 流感可能是严重的,并可引起死亡

- 流感可引起人类严重的疾病和死亡。

- 流感病毒可感染上呼吸道(鼻腔、咽喉)和下呼吸道(肺),并引起许多并发症。例如,流感可引起中度并发症(如鼻窦和耳部感染),而肺炎是严重的流感并发症,慢性肺部疾病患者是流感严重并发症的高危人群。

- 流感引发的其他严重并发症可包括:心脏炎症(心肌炎)、脑组织炎症(脑炎)、肌肉组织炎症(肌炎、横纹肌溶解症)和多器官衰竭(如呼吸衰竭和肾衰竭)。呼吸道流感病毒感染可导致体内剧烈的炎症反应,并可导致败血症。

- 易发生并发症和严重季节性流感的高危人群包括:
  a. ≤5 岁儿童;
  b. ≥65 岁老人;
  c. 患有慢性疾病者,如 HIV 感染者和艾滋病患者,以及哮喘、心脏疾病、肺部疾病、糖尿病患者。

- 流感也可导致慢性疾病加重。例如,哮喘患者感染流感后易发生哮喘发作,慢性心脏疾病患者感染流感后可导致病情恶化。

5 预防流感的最好方法是每年接种流感疫苗

- 预防流感的最有效方法是每年接种流感疫苗。

- 下列人群接种流感疫苗尤为重要：孕妇、暴露风险高的人群、易发生严重并发症的人群、与高危人群一起生活或照料高危人群的人（医护人员）。

- 最好在流感季节来临前接种疫苗，此时接种效果最佳。但在流感季节期间的任何时间接种疫苗仍可有助于预防感染。

- 流感病毒不断变异。世界卫生组织根据全球流感监测和应对系统（GISRS）的监测情况，每年 2 次提出更新疫苗成分的建议。如果循环的病毒与疫苗所含的成分完全匹配，则可使疫苗效果达到最大化。

- 许多流感灭活疫苗和重组流感疫苗可通过注射方式接种。流感减毒活疫苗可经鼻喷雾方式接种。

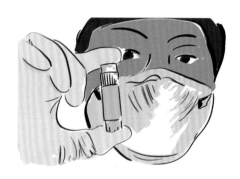

6 早期使用抗病毒药物治疗可以减少并发症和死亡

- 抗病毒药物可以减少严重并发症和死亡。最好在疾病早期使用药物（出现症状后 48 小时内）。早期治疗对高危人群尤其重要。

- 有两种药物：神经氨酸酶抑制剂和金刚烷胺。目前，大多数循环的流感病毒对金刚烷胺有耐药性，效果下降。因此，神经氨酸酶抑制剂［奥司他韦和扎那米韦、帕拉米韦和兰尼米韦（Laninamivir）］是推荐的一线药物。

- 季节性流感患者应该多喝水、多休息、不工作，以减少传播。

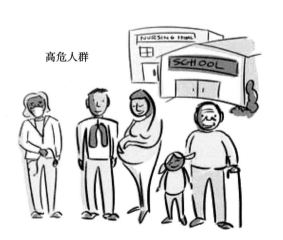

高危人群

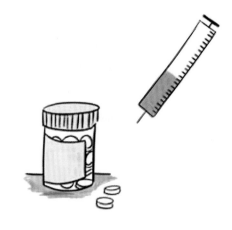

7 季节性流感临床上与其他呼吸道疾病的鉴别较为困难

- 季节性流感患者的症状通常为非特异性，如突然发热、咳嗽（干咳）、头痛、肌肉和关节疼痛、疲乏和流涕。

- 咳嗽可能较为严重，且可持续 2 周或更久。大多数患者可在 1 周内恢复，不需治疗。

- 潜伏期通常为 2 天，但也可能是 1~5 天。

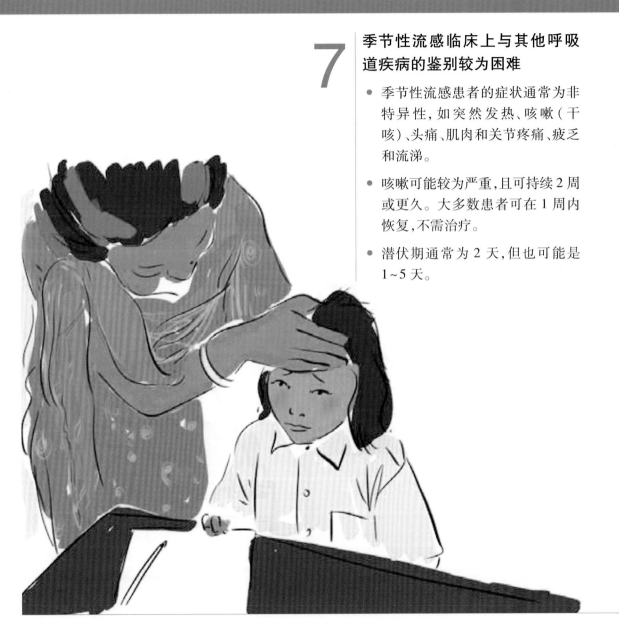

- 患者在出现症状前 1~2 天到出现症状后 4~5 天可能有传染性（儿童传染期可能更久）。

- 实验室诊断有助于季节性流感与其他呼吸道疾病的鉴别：

  - 诊断流感最合适的标本是上呼吸道标本，标本应该从鼻孔深部（鼻拭子）、咽部（口咽拭子）和鼻咽部（鼻咽拭子）采集。鼻咽抽提物和支气管抽提物也是有用的。

  - 反转录聚合酶链反应（RT-PCR）是诊断的首选方法。

  - 除 RT-PCR 外，还可用其他实验室方法来检测、鉴定和分析流感病毒，如通过细胞培养分离病毒和鉴定抗原（荧光抗体法、酶联免疫吸附试验）。但单份血清不能诊断为急性感染。

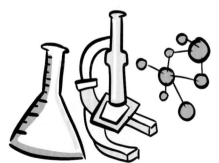

8 非药物措施可预防和减少传播

- 实施非药物措施有助于防止和减缓传播，控制流行。

- 在流行前，为减少季节性流感的潜在的严重影响，重要的是：

  - 有合适的有效的健康计划，对高危患者、密切接触者和卫生保健人员开展健康教育和疫苗接种。

  - 考虑到流行期间可能造成的医疗保健需求增加和卫生保健人员可能缺勤。

- 在流行期间，为了减少传播应该开展下列工作：

  - 应该继续开展健康教育。

  - 所有人应严格遵守手卫生、呼吸道卫生和咳嗽卫生（如咳嗽时用纸巾捂住口鼻，将纸巾扔掉后洗手）。

  - 在医疗机构，与季节性流感患者接触时，应使用个人防护设备（患者应戴口罩）。

- 社交隔离是有益的。社交隔离包括隔离患者、患者居家隔离、学校停课等。在流感暴发早期，停课是非常有用的。应权衡停课的效益是否大于破坏作用的成本。

- 应进行风险沟通和实施社区参与，以便人们按照公共卫生措施的建议来实施（特别是需要实施免疫接种）。

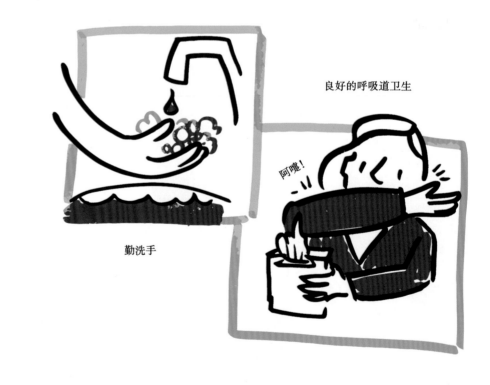

良好的呼吸道卫生

阿嚏!

勤洗手

9 监控、定期监测及共享数据和病毒是非常重要的

- 定期监控和监测对预测严重流行、制定医疗保健服务计划和为大流行做好准备是非常重要的。

- 自 1952 年以来，世界卫生组织一直在协调现已有 150 余个实验室和专家的网络，来分析流感的传播，并推荐疫苗成分。

- 共享病毒和数据对更新疫苗和抗病毒药物也是非常重要的。

10 边境控制并不能减少国际传播

- 边境控制措施，通常不建议对跨越国际边境旅行者进行出入境筛查和检疫，因为这些措施并不能减少流感的传播。

- 通过筛查发现发热患者的效果不大：
  - 在旅行时感染者正处于潜伏期，并不显示症状，但能传播疾病。
  - 可能使用了退热药而未显示发热。

- 实施边境控制措施费用高，且会带来不良后果。

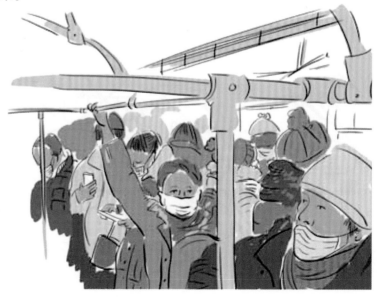

有关季节性流感的更多信息：

- Infuenza WHO webpage：
  http://www.who.int/influenza/en/

- Seasonal influenza WHO fact sheet：
  http://www.who.int/mediacentre/factsheets/fs211/en/

- Seasonal influenza WHO MOOC：
  https://openwho.org/courses/seasonal-influenza-introduction

- Patient care：
  http://www.who.int/influenza/patient_care/en/

- Global Influenza Surveillance and Response System（GISRS）：
  http://www.who.int/influenza/gisrs_laboratory/en/

（李万仓　译）

大流行流感

你应该知道的 10 个关键事实

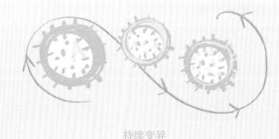

持续变异

1. 下一场流感大流行不可避免,但无法预料。

2. 大流行需要全球协调一致的行动。

3. 如果大多数人对出现的流感病毒没有免疫力,则会发生大流行。

4. 流感大流行可能为轻度或重度,并可能对全球产生影响。

5. 在流行头几个月可能难以获得疫苗。

6. 在大流行发生前,对高危人群和症状尚不清楚。

7. 早期用抗病毒药物治疗和其他医学支持可减少并发症和死亡。

8. 非药物干预在大多数国家是唯一有效的早期措施。

9. 风险沟通非常重要。

10. 可通过季节性流感构建大流行应对能力。

大流行流感应对提示

协调应对者

- 多部门协调
- 全社会动员的方法

风险沟通

- 鼓励卫生当局：
  - 制定抗病毒药物和疫苗使用计划
  - 制定合适的多部门风险沟通计划
  - 及时并经常性宣传如何保护自己预防疾病
- 鼓励社区和个体养成良好的卫生习惯
- 关键信息：
  - 大流行流感由新型病毒所致，任何人对这种病毒都无免疫力，故不能获得保护
  - 可通过合适的咳嗽卫生、有效的洗手，以及发病时远离他人，来保护自己
  - 居家隔离，多饮水
  - 如果有严重症状，或者有引发严重疾病高危因素的其他疾病，应去就医
  - 如果需接种疫苗，且可获得时，应接种新疫苗

健康信息

- 根据《国际卫生条例》（2005），发现新型流感病例，向世界卫生组织报告
- 与世界卫生组织全球流感监测和应对系统（WHO／GISRS）共享病毒和信息
- 参阅世界卫生组织监测和严重性评估指南

卫生干预

- 疫苗
- 抗病毒药物
- 非药物干预（在个人和社区层面）：卫生和社交隔离等

1 下一场流感大流行不可避免，但无法预料

- 预测下一场大流行流感何时发生、何地发生、会是哪一个亚型、对发病和死亡有什么影响，那是不可能的，但可以肯定必将会发生。

- 历史证明，一般每隔 10~50 年发生一次大流行流感，但每次严重程度和产生的影响不一。在 20 世纪发生了三次流感大流行，分别为 1918 年、1957 年和 1968 年。自 2000 年以来，已发生一次流感大流行（2009 年）。

- 流感病毒很不稳定，一直在发生变异。流感病毒可发生小变异（抗原漂移），导致季节性流感流行或淡季暴发。但可在任何时间发生重大变异（抗原转变），从而导致新型病毒（不同亚型）的出现，并引起大流行。这种抗原转变可能是人流感病毒与禽病毒或猪病毒的重组，或者禽病毒或猪病毒重要的点突变所致。

什么时间？

2 大流行需要全球协调一致的行动

- 流感大流行是破坏力极强的事件，可导致严重的社会、经济和政治压力。需要全社会动员做好准备，以确保当下一场大流行袭击时，全球能迅速做出有效的应对，从而减少发病率和死亡率。不仅卫生部门，而且所有其他部门，以及个体、家庭和社区，在减缓大流行的影响方面都能起到重要作用。

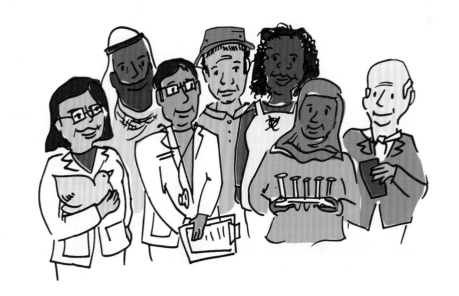

3 如果大多数人对出现的流感病毒没有免疫力,则会发生大流行

- 大流行流感的出现有三个必要条件。
  - 新流感病毒出现,并可导致人类疾病。
  - 这种病毒能在人与人之间持续传播。
  - 人群对这种病毒没有或很少有免疫力。

- 由于这是一种人们还没有暴露过的新病毒,人群没有或很少有免疫力,故病毒可迅速传播,从而引起人类疾病。

- 如出现下列情况,则可能产生大流行流感病毒。
  - 动物流感病毒和人类流感病毒的基因混合在一起,产生人-动物流感重组病毒(基因重组)。
  - 动物流感病毒的基因发生改变,使得动物病毒能感染人,并在人与人之间易发生传播(基因变异)。

- 根据世界卫生条例(2005),如发现新亚型病毒引起的人类流感病例,应强制向世界卫生组织报告。

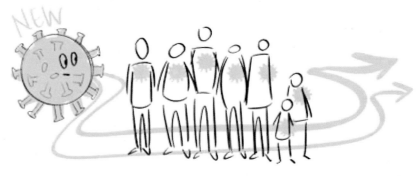

新流感病毒……可迅速传播

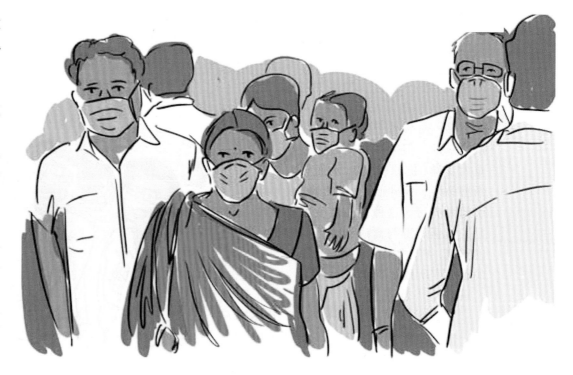

4　流感大流行可能为轻度或重度，并可能对全球产生影响

- 流感大流行的严重程度以及产生的影响各不相同。
- 难以预测下一场流感大流行的特性，包括严重程度。
- 在流感大流行期间，应在全球、区域和国家层面定期进行严重程度的评估，为公共卫生决策（如疫苗生产和使用、抗病毒药物使用、学校停课、社交隔离策略等）提供依据。考虑的关键因素为：疾病的可传播性、其严重性（并发症、累及哪些人群等）、对卫生部门的影响（是否能够承受）。

5　在流行头几个月可能难以获得疫苗

- 在流感流行和大流行期间，疫苗是保护人们最有效的方法之一。
- 然而，因疫苗成分和产品研制时间（production lead time）的需求，大流行流感疫苗的获得会延误数月。可望从鉴定大流行流感病毒到获得疫苗的时间为约 24 周（几乎约 6 个月）。
- 全球生产能力可能仍不够，从而限制了全球疫苗的获得，至少在大流行的第一阶段可能会出现这种情况。2015 年据估计年生产能力可达到约 62 亿剂疫苗，但仍不

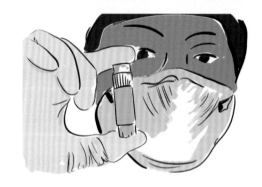

能覆盖全球人口，因完全获得保护并防止病毒感染可能需要每人接种 2 剂疫苗。此外，维持这种生产能力具有挑战性。
- 疫苗接种应针对最高危的暴露人群（卫生保健人员、居住在拥挤地区的人）和并发症的最高危人群。
- 抗原节省策略可用于增加疫苗的可获得性。
- 有些国家正在储备大流行前的疫苗，以预防某些禽流感病毒。

以前 4 次流感大流行的特征

大流行出现的年份和常用名称	来源地	甲型流感病毒亚型（导入的动物基因型别/重组事件）	估计再生数	估计病死率	估计全球归因超额死亡数	最易受累的年龄组
1918 年西班牙流感	不详	H1N1（不详）	1.2~3.0	2%~3%	2 000 万~5 000 万	年青人
1957—1958 年亚洲流感	华南	H2N2（禽）	1.5	<0.2%	100 万~400 万	各年龄组
1968—1969 年香港流感	华南	H3N2（禽）	1.3~1.6	<0.2%	100 万~400 万	各年龄组
2009—2010 年甲型 H1N1 流感（2009）	北美	H1N1（猪）	1.1~1.8	0.02%	10 万~40 万	儿童和年青人

6 在大流行发生前,对高危人群和症状尚不清楚

- 虽然我们开始假设,大流行流感的感染和严重结局的高危人群与季节性流感基本相同,但可能还存在某些差异。
- 1918—2009 年大流行流感的历史知识提示,健康的年青人发病人数更多,病情更重。
- 大流行流感可能与季节性流感有些不同,其症状可能更重,并发症更为多见。
  - 流感患者通常出现下列症状:突然发热、咳嗽(通常干咳)、头痛、肌肉和关节疼痛、疲乏、咽喉痛和流涕。
  - 并发症可包括肺炎、败血症、心肌炎、脑炎和肌炎。
  - 潜伏期通常为 2 天,但可为 1~5 天。

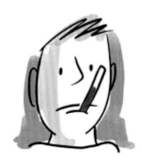

7 早期用抗病毒药物治疗和其他医学支持可减少并发症和死亡

- 抗病毒药物可减少并发症和死亡。这些药物需要在发病早期使用(在出现症状后 48 小时内),这对高危人群特别重要。
- 在流感大流行期间,抗病毒药物是预防疾病传播、严重结局以及并发症的重要工具,因为疫苗在发病早期很可能难以获得。
- 必须对药物对新的大流行流感病毒的效果进行监测,因为有些流感病毒可能对这些药物耐药。
- 药物干预一般包括使用抗病毒药物治疗和其他药物治疗(如针对流感并发症的抗生素)。

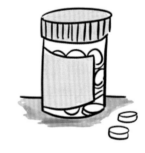

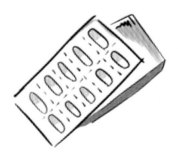

8 非药物干预在大多数国家是唯一有效的早期措施

- 疫苗接种是预防流感病毒感染及其严重结局的主要干预措施。然而,在大流行开始阶段,与新病毒相匹配的大流行流感疫苗很可能难以获得。

- 在大流行早期,除使用抗病毒药物外(也有可能供应不足),还应该使用非药物干预措施,以减少传播,降低其影响。非药物干预措施包括但不限于:

  - 社交隔离:患病时居家隔离。

  - 卫生,如咳嗽礼仪(咳嗽和喷嚏时用纸巾捂住)、洗手、清洁接触到的物体及表面。

  - 在严重大流行期间,可采取更为严厉的措施:患病时使用口罩;学校停课;减少人们接触的次数。

- 非药物干预措施有助于减少暴露以及感染的人数。

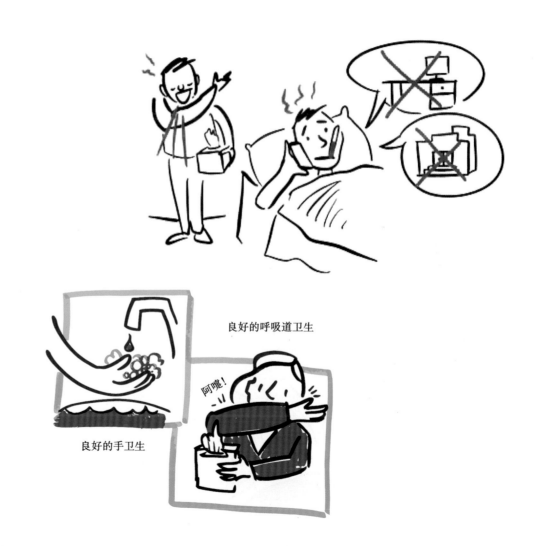

良好的呼吸道卫生

良好的手卫生

9 风险沟通非常重要

- 在流行迅速发展的情况下,虽然对流行知之甚少,如流感大流行(新病毒)开始时的情形,但风险沟通尤其重要。如果未进行有效的沟通,许多未知之事会给谣言的产生提供足够的空间。

- 由于控制大流行需要全社会动员的方法,必须让个体和社区参与,倾听他们的呼声,并确保消除他们的担忧。需要告诉人们如何保护自己,阻断疾病的传播。

- 在突发事件发生前必须构建强有力的风险沟通机制。

10 可通过季节性流感构建大流行应对能力

- 大流行流感需要采取的控制措施与季节性流感相同,但规模更大。措施包括感染预防控制和卫生;健康教育;疫苗接种;早期治疗;社交隔离;风险沟通和社区参与。

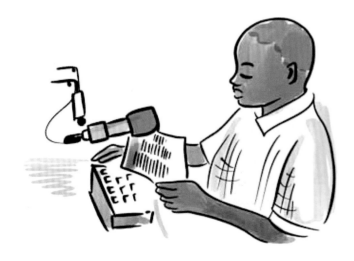

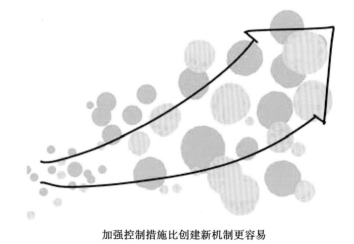

加强控制措施比创建新机制更容易

强调：大流行流感防备框架

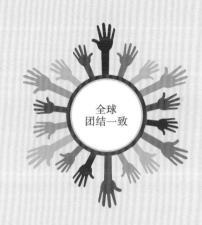

- 大流行流感防备框架（Pandemic influenza Preparedness Framework，PIPF）是一种新的公共卫生工具，旨在寻求更好地为全球做好应对大流行流感的准备。

- 将成员国、企业、其他利益相关者和世界卫生组织联合起来，实施全球大流行流感防备和应对的方法。

- 大流行流感防备框架在对等的基础上达到两个目的：

  – 改善对可能导致人类大流行的流感病毒的共享。

  – 建立更加可预见的、有效的和公平的方法从共享这些病毒，尤其是疫苗和抗病毒药物中获得利益。

- 该框架由成员国制订，由世界卫生大会一致通过，于 2011 年 5 月 21 日生效。

关于大流行流感的更多信息：

- Influenza WHO webpage：
  http：//www. who. int/influenza/en/

- Pandemic Influenza WHO MOOC：
  https：//openwho. org/courses/pandemic-influenza-introduction

- WHO Global Epidemiological Surveillance Standards for Influenza
  http：//www. who. int/influenza/resources/documents/influenza＿sur-veillance_manual/en/

- WHO surveillance case definitions for influenza-like illness（ILI）and severe acute respiratory infections（SARI）
  http：//www. who. int/influenza/surveillance＿monitoring/ili＿sari＿sur-veillance_case_definition/en/

- Pandemic Influenza Risk Management，WHO interim guidance，2013
  http：//www. who. int/influenza/preparedness/pandemic/influenza_risk＿management/en/

- WHO Checklist for Pandemic Influenza Risk and Impact Management
  http：//www. who. int/influenza/preparedness/pandemic/en/

- WHO Pandemic Influenza Severity Assessment（PISA）
  http：//www. who. int/influenza/surveillance_monitoring/pisa/guidance/en/

- Pandemic Influenza Preparedness Framework：
  http：//www. who. int/influenza/pip/en/

（周祖木 译）

新流感病毒……可迅速传播

中东呼吸综合征

你应该知道的 10 个关键事实

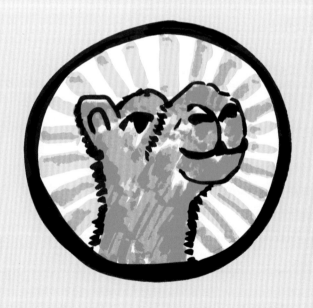

1. 中东呼吸综合征(Middle East respiratory syndrome, MERS)是由冠状病毒引起的以单峰骆驼为储存宿主的病毒性呼吸道疾病。

2. 人可通过直接或间接接触已感染的单峰骆驼或其制品而获得感染。

3. 感染的临床表现多变,从无症状感染到严重肺炎,甚至死亡。

4. 免疫系统功能低下者和慢性疾病患者是严重疾病的高危人群。

5. 早期临床支持性治疗能降低病死率。

6. 感染预防和控制措施对预防人-人传播的扩散至关重要。

7. 对中东呼吸综合征可进行实验室诊断。

8. 全面的个案和暴发调查和其他措施有助于防止疾病传播。

9. 有关对人的药物治疗以及人和骆驼用的疫苗正在研究之中。

10. 根据《国际卫生条例》(2005),中东呼吸综合征冠状病毒(MERS-CoV)感染为法定报告传染病。

中东呼吸综合征应对提示

协调应对者

- 在动物卫生部门和人卫生部门之间的协调对下列是必需的：
  - 监测
  - 风险评估
  - 调查
  - 缓解

风险沟通

- 鼓励卫生当局：
  - 确定和针对高危人群，并为他们提供如何保护自己预防进一步传播的信息
  - 有多部门的风险沟通预案并启动预案
- 关键信息：
  - 对发生重症的高危人群，采取的预防措施包括：保持良好的个人卫生；避免接触骆驼；不喝生的骆驼奶或骆驼尿；不食用未充分烧熟的骆驼肉
  - 加强医疗卫生机构的感染预防和控制措施
  - 早期就医并遵医嘱

健康信息

- 根据《国际卫生条例》（2005），应向世界卫生组织报告病例
- 世界卫生组织会定期开展全球 MERS-CoV 风险评估，相关信息可以通过 http://www. who. int/csr/disease/coronavirus_infections/archive_updates/en/获得。
- 世界卫生组织已经制定了用于数据分析和指导行动的标准病例报告表

卫生干预

- 主动搜索病例和接触者追踪
- 病例支持性治疗
- 采取感染预防和控制措施以预防医护人员感染

1 中东呼吸综合征是由冠状病毒引起的以单峰骆驼为储存宿主的病毒性呼吸道疾病

- 中东呼吸综合征是一种由冠状病毒（中东呼吸综合征冠状病毒，MERS-CoV）引起的呼吸道疾病，该病毒于2012年在沙特阿拉伯人体中首次分离出来。
- 冠状病毒是病毒的一个大家族，可引起人类多种疾病，从普通感冒到严重急性呼吸综合征（severe acute respiratory syndrome，SARS）不等。
- 单峰骆驼是MERS-CoV的储存宿主。
- 自2012年以来，有27个国家报告中东呼吸综合征病例。大约80%的人类病例由沙特阿拉伯报告。中东以外国家报告的病例均是在中东地区感染后到其他地区旅行的人员。在中东以外地区发生小规模暴发罕见。

2 人可通过直接或间接接触已感染的单峰骆驼或其制品而获得感染

- MERS-CoV是一种动物源性病毒，可以在人与动物之间传播。
- 单峰骆驼是人类的主要传染源，人可通过直接或间接接触已感染的单峰骆驼而感染。
- 接触单峰骆驼者是感染的高危人群，包括骆驼养殖人员、屠宰场工人、市场人员、兽医以及其他任何处理单峰骆驼或其制品（如烹饪）的人员。在个人防护设备不足的情况下，照料中东呼吸综合征患者的医务人员也是感染的高危人群。

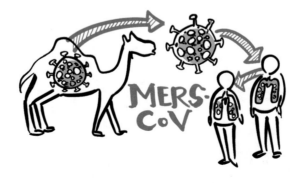

- 建议高危人群保持良好的个人卫生，如经常手卫生。每次和动物接触后要用肥皂、水或酒精凝胶洗手。工人应穿戴面部防护设备（必要时）和防护服，每天工作后应脱下防护服，随后手卫生并清洗。
- 食用生的或者未煮熟的动物制品（包括奶和肉）具有潜在的风险。经烧煮或巴氏消毒等正确处理的动物制品可以放心食用。对烧煮得当的动物制品也应注意，以避免与未煮熟的食物发生交叉感染。
- 作为普通预防措施，任何人走访农场、市场、牲口棚以及其他有单峰骆驼或其他动物场所时，应采取普通卫生措施，包括在接触动物前后常规洗手，并应避免接触病畜。人们应避免在无防护的情况下直接接触已证实MERS-CoV感染阳性的动物。
- 目前没有持续人传人的证据：除非有密切接触或无防护的接触，病毒不易在人与人之间传播。在家庭成员间存在有限的人传人。然而，多次发生人与人之间的传播是发生在医疗机构，尤其是在感染预防和控制措施不到位时更易发生。

3 感染的临床表现多变,从无症状感染到严重肺炎,甚至死亡

- MERS-CoV 感染的临床谱从无症状、轻度呼吸道症状到严重急性呼吸道疾病,甚至死亡。

- 中东呼吸综合征的症状为非特异性,包括头痛、疲乏、发热、轻度咳嗽、咽痛和流涕。一些患者可能出现胃肠道症状,如轻度腹泻。肺炎是常见的症状,但并不是所有患者均会出现。

- 重症会引起呼吸衰竭,需要重症监护室的机械通气支持。

- 据估计平均潜伏期为约 5 天,一般为 2~14 天。

- 由于症状缺乏特异性,早期发现病例往往比较困难,从而导致中东呼吸综合征在医疗保健机构的传播。

4 免疫系统功能低下者和慢性疾病患者是严重疾病的高危人群

- 在老年人、免疫力低下者以及患有肾脏疾病、癌症、慢性肺部疾病、血液病和糖尿病等慢性病患者中,MERS-CoV 更易引起重症。这些人也是感染的高危人群。

- 发生重症的高危人群(有基础疾病者)应避免接触骆驼。

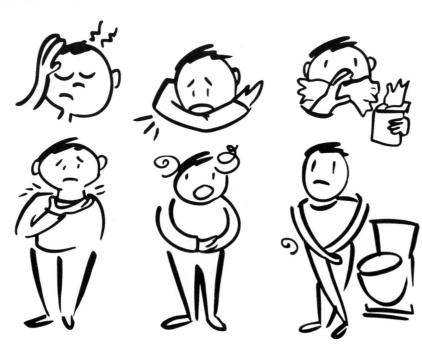

5 早期临床支持性治疗能降低病死率

- 支持性治疗能预防并发症,增加存活机会。支持性治疗包括给氧、使用抗生素、对基础疾病(如糖尿病、肾功能衰竭等)的特异性治疗。
- 应根据患者的临床情况进行治疗。
- 目前对中东呼吸综合征尚无特异性治疗和可用的疫苗。

强化支持性治疗

经空气传播的预防措施

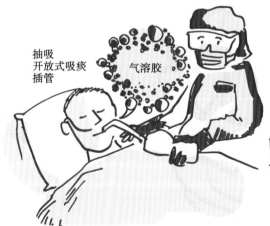

抽吸
开放式吸痰
插管

气溶胶

使用PPE
确保通气

6 感染预防和控制措施对预防人-人传播的扩散至关重要

- 对所有患者应常规采取标准预防。标准预防包括手卫生、呼吸道卫生、使用个人防护设备(personal protective equipment, PPE),安全的医疗废物管理,仪器设备的清洁和消毒、环境的清洁。
- 应该实施分诊方法以快速发现可能的中东呼吸综合征患者和所有急性呼吸道症状的患者。
- 分诊区、候诊区和病房应通风良好。
- 与产生气溶胶的操作相关的医务人员是感染的高危人群。
- 为急性呼吸道症状患者提供医疗服务时,应在标准预防的基础上增加飞沫预防措施。飞沫预防措

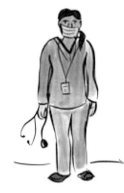

施包括在患者-患者分隔1~2m 范围内工作时要戴防护口罩和护目镜(空间和流程的安排要在急性呼吸道感染患者与其他未穿戴个人防护设备的个体之间留有至少1~2m 分隔距离)。

- 当对急性呼吸道感染患者实施能产生气溶胶的操作时,必须采取空气传播的防护措施。这些措施包括穿戴合适的个人防护设备,适当通风,避免非必需人员进入房间。
- 应对医疗卫生工作者进行有关感染预防控制的宣传教育和培训,并定期更新这些技能。
- 对医院的清洁工也应进行告知和培训,以便在清理中东呼吸综合征患者病房时采取适当的预防措施。

在照料中东呼吸综合征患者或疑似患者时采取的感染预防控制措施

所有患者	标准预防措施,分诊程序
急性呼吸道感染患者	飞沫传播防护措施
对急性呼吸道感染患者实施能产生气溶胶的操作时	空气传播防护措施

7 对中东呼吸综合征可进行实验室诊断

- MERS-CoV 感染的实验室确诊需要合格的标本、高级别的生物安全性和良好的实验室能力。

检测：

- 如检出病毒核酸或血清学方法检出抗体，则可对 MERS-CoV 感染病例做出实验室确诊。
- 可通过下列任何一种方法检测病毒核酸：
  - 针对至少 2 个特异性基因片段的实时反转录多聚酶链反应（real-time reverse transcription polymerase chain reaction，RT-PCR）阳性。
    - 单一特异性目的基因片段 RT-PCR 阳性而未进一步检测，但有潜在暴露史且临床症状相符的病例被认为是可能病例。
  - 基因测序的单一目标基因片段阳性。
- 如果强烈怀疑感染 MERS-CoV 的患者最初检测阴性，则需要对其再次采样，可采集下呼吸道标本。为了证实病毒已经清除，需要对临床恢复期患者连续采集呼吸道标本，直至连续两份标本均检测阴性，且两份标本至少间隔 24 小时。

标本：

- 强烈推荐如果可能的话采集下呼吸道标本（如痰、气管内抽取物或支气管肺泡灌洗液）进行 MERS-CoV 检测。
- 如果不可能采集下呼吸道标本，则应该采集上呼吸道标本（如鼻咽抽取液，或鼻咽和口咽联合的拭子标本）。

生物安全：

- MERS-CoV 的分子学检测应该在生物安全 2 级（biosafety level 2，BSL-2）条件下进行。病毒培养需要在 BSL-3 条件下进行。

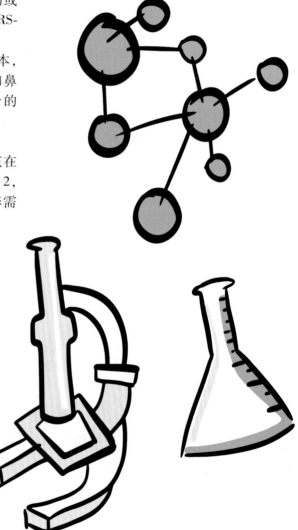

8 全面的个案和暴发调查和其他措施有助于防止疾病传播

- 对每例中东呼吸综合征患者要进行全面的调查以了解感染来源以及在接触者中可能造成的人与人之间的传播。

- 全面的个案调查包括对人、动物和（或）环境的可能暴露来源以及感染的危险因素进行的调查。对患者（确诊和疑似病例）及其家庭成员进行调查以收集必要的基本信息、暴露信息和旅行史，以及临床信息。世界卫生组织已经制定了病例报告表，确定了对每例中东呼吸综合征患者必须收集的最少量的信息。

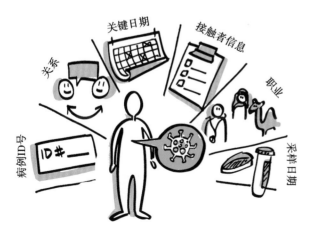

- 一旦病例得到证实，应该在社区和医疗机构开展主动病例搜索，以避免该疾病进一步传播。

  - 应确认所有密切接触者并对其进行为期 14 天的症状监测。密切接触者是指照料过确诊患者或者与其一起居住的，或无防护情况下接触过患者发病期间的呼吸道分泌物、体液和（或）排泄物的任何人。

  - 应该对密切接触者进行呼吸道症状的主动监测（应该每天有医务工作者对其面访或者电话随访），监测时间持续到与确诊或可能病例末次接触后 14 天。

  - 如密切接触者出现症状，应在医疗机构对其进行隔离，并进行 MERS-CoV 感染检测。

  - 应该对直接接触中东呼吸综合征患者的医务人员进行密切监测。

- 应该由经培训的人员开展健康教育，内容包括中东呼吸综合征的基本信息，对不同人群（如确诊患者的接触者，照料中东呼吸综合征患者的医务人员，接触单峰骆驼的职业人员，以及严重疾病的高危人员）如何预防 MERS-CoV 感染，以及当怀疑自己感染 MERS-CoV 时应该怎么办。

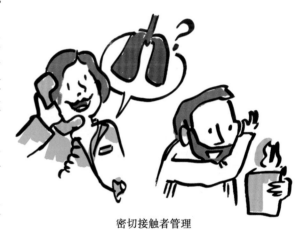

密切接触者管理

9 有关对人的药物治疗以及人和
骆驼用的疫苗正在研究之中

- 世界卫生组织制定了 MERS-CoV
  研究议程,以阐明有关该病毒在
  下列 5 个主要研究领域的未解之
  谜:①病毒来源和特征;②流行病
  学和传播;③临床治疗和感染预
  防控制措施;④产品开发与实践;
  ⑤干预的影响和操作性研究。

- 世界卫生组织的研究和发展计划
  是致力于加速中东呼吸综合征医
  疗干预措施的发展。

  - 目前对 MERS 尚无获得准许的
    治疗药物。

  - 目前,有许多人类或单峰骆驼用
    的疫苗候选株正在临床前开发
    之中。

10 根据《国际卫生条例》(2005),
中东呼吸综合征冠状病毒
(MERS-CoV)感染为法定报告
传染病

- 所有可能病例和确诊病例均应在
  分类后 24 小时内报告,报告的信
  息包括暴露史、检测和临床病程。
  向世界卫生组织报告的中东呼
  吸综合征病例定义可从 http://
  www. who. int/csr/disease/corona-
  virus _ infections/case _ definition/
  en/获得。

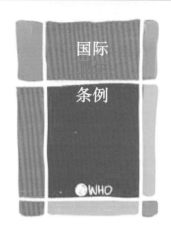

国际

条例

WHO

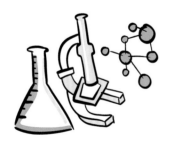

有关中东呼吸综合征的更多信息：

- MERS-CoV WHO website：
  http：//www. who. int/emergencies/mers-cov/en/
- MERS WHO MOOC：
  https：//openwho. org/courses/pandemic-epidemic-diseases
- Latest global risk assessment for MERS-CoV：
  http：//www. who. int/csr/disease/coronavirus_infections/archive_updates/en/
- Guidance on laboratory testing：
  http：//www. who. int/csr/disease/coronavirus _ infections/mers-laboratory-testing/en/
- Surveillance guidance including recommendations on criteria for case investigation and testing：
  http：//www. who. int/csr/disease/coronavirus _ infections/surveillance-human-infection-mers/en/
- Guidance on the investigation of cases of MERS-CoV infection：
  http：//www. who. int/csr/disease/coronavirus_infections/mersinvestigation-cases/en/
- WHO case investigation form for MERS-CoV：
  http：//www. who. int/csr/disease/coronavirus_infections/MERS_case_investigation_questionnaire. pdf？ua=1
- MERS case definitions for reporting to WHO：
  http：//www. who. int/csr/disease/coronavirus_infections/case_definition/en/
- Guidance on case management and Infection Prevention and Control：
  http：//www. who. int/csr/disease/coronavirus _ infections/technicalguidance-infection/en/
- Information about MERS-CoV Research and Development：
  http：//www. who. int/blueprint/priority-diseases/key-action/mers-cov/en/

（任江萍　译）

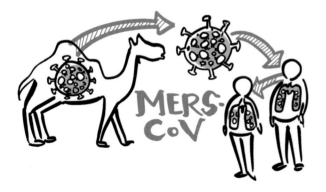

MERS-CoV

霍乱

你应该知道的 10 个关键事实

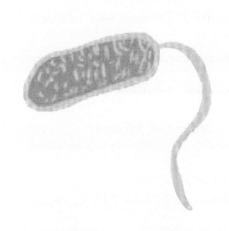

1. 霍乱与获得的清洁水不足和环境卫生密切相关。

2. 霍乱通过粪便污染的水和食物传播。

3. 霍乱暴发可能呈突发性。

4. 迅速发现疑似病例和实验室确认至关重要。

5. 霍乱患者可发生水样腹泻,但无发热。

6. 严重霍乱可在数小时内死亡:早期补液是治疗的最重要部分。

7. 口服霍乱疫苗是安全的,应该与其他预防控制策略同时使用。

8. 应该给高危人群提供安全水和基本的卫生条件。

9. 绘制病例来源地图对指导控制活动至关重要。

10. 世界卫生组织可为各国提供霍乱工具包。

霍乱应对提示

协调应对者

- 在国家和地方层面,部门间协调对暴发应对至关重要
- 根据有关病例来源的流行病学资料来促进多部门的应对
- 有霍乱工具包供防范和紧急应对暴发之用
- 如需紧急使用口服霍乱疫苗,可联系世界卫生组织/国际协调小组
- 可通过全球霍乱控制特别工作组（Global Task Force on Cholera Control,GTFCC）获得技术支持

风险沟通

- 鼓励卫生当局：
  - 让社区参与以加强卫生和食品安全工作
  - 建立治疗机构,并让公众知道如何获得治疗
  - 确保口服补盐液可以获得
- 关键信息：
  - 霍乱通过污染的水或食物传播
  - 霍乱可迅速导致严重脱水,如不治疗可导致死亡：要迅速接受治疗
  - 在关键时刻要洗手
  - 轻型病例可在家用口服补液治疗
  - 在你所在的地区,如果发生霍乱暴发或有霍乱暴发的威胁,应遵嘱接种霍乱疫苗

健康信息

- 调查暴发来源
- 一旦细菌培养或 PCR 确认霍乱弧菌,就可根据世界卫生组织临床病例定义来确定病例
- 在整个流行期间,应该对疑似病例进行定期采样和检测,以监测抗生素的敏感性

卫生干预

- 为人群提供安全水和卫生条件
- 早期治疗（补液）
  - 在社区设立口服补液点,有助于及时提供治疗
  - 霍乱治疗中心应该为严重霍乱病例提供每天 24 小时医疗服务
- 在接受霍乱患者的所有卫生机构必须实施感染预防和控制措施
- 在发生人道主义紧急情况时,可口服霍乱疫苗,以预防霍乱流行的进一步扩散

2017—2018 年主要霍乱暴发

制图日期：2018年5月1日

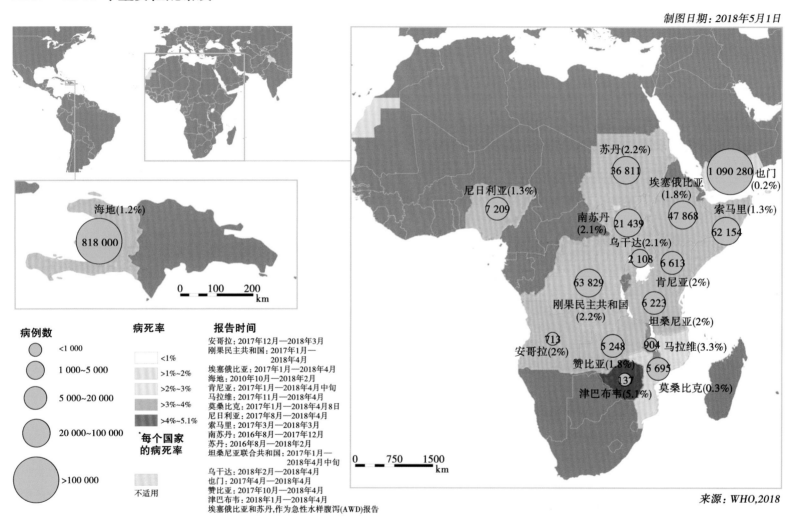

病例数
- <1 000
- 1 000~5 000
- 5 000~20 000
- 20 000~100 000
- >100 000

病死率
- <1%
- >1%~2%
- >2%~3%
- >3%~4%
- >4%~5.1%
*每个国家的病死率
- 不适用

报告时间
安哥拉：2017年12月—2018年3月
刚果民主共和国：2017年1月—2018年4月
埃塞俄比亚：2017年1月—2018年4月
海地：2010年10月—2018年2月
肯尼亚：2017年1月—2018年4月中旬
马拉维：2017年11月—2018年4月
莫桑比克：2017年1月—2018年4月8日
尼日利亚：2017年8月—2018年4月
索马里：2017年3月—2018年3月
南苏丹：2016年8月—2017年12月
苏丹：2016年8月—2018年2月
坦桑尼亚联合共和国：2017年1月—2018年4月中旬
乌干达：2018年2月—2018年4月
也门：2017年4月—2018年4月
赞比亚：2017年10月—2018年4月
津巴布韦：2018年1月—2018年4月
埃塞俄比亚和苏丹，作为急性水样腹泻(AWD)报告

来源：WHO,2018

The boundaries and names shown and the designations used on this map do not imply the expression of any opinion whatsoever on the part of the World Health Organization concerning the legal status of any country, territory, city or area or of its authorities, or concerning the delimitation of its frontiers or boundaries. Dotted lines on maps represent approximate border lines for which there may not yet be full agreement.
© WHO 2018. All rights reserved

1 霍乱与获得的清洁水不足和环境卫生密切相关

- 霍乱控制的长期解决依赖于经济发展、普遍获得安全饮用水和合适的卫生设施。这些措施可预防霍乱的流行和地方性流行以及其他粪口传播疾病和水传播疾病。这些措施可能需要大量的长期投资。

- 霍乱与环境卫生条件差密切相关。安全水和卫生设施的缺乏或不足是疾病传播的主要原因。通常高危地区为城市周边的贫民窟、不安全的基础设施以及国内流离失所人群和难民营地等。

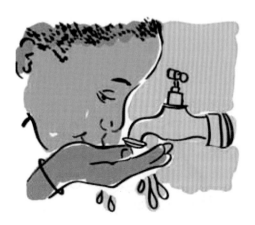

- 减少霍乱传播的措施包括：
  - 实施相适应的长期可持续性水卫生方案,确保最高危人群能使用安全水、基本的卫生设施和养成良好的卫生行为：
    - 在家庭层面的干预措施,包括水过滤、化学物品或太阳消毒水、安全水储存、安全污水处理系统(包括厕所)的建设。
    - 采用基本的卫生行为。
    - 获得安全水,做好公共领域(如医疗机构和学校)的卫生。
  - 迅速获得治疗。
  - 实施修订的治疗机构的感染控制措施。
  - 疫苗接种。

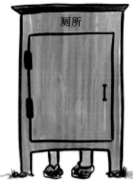

厕所

2 霍乱通过粪便污染的水和食物传播

- 人可通过食用被霍乱弧菌污染的水和食物而感染。

- 感染者粪便中的细菌是主要的污染来源。

- 在食物制备期间,或在食用食物时,食品可通过污染的手被污染,或通过一些灌溉行为,而污染食物。

- 接触尸体后未充分洗手就制备食物的人,或接触尸体的葬礼参加者,在丧葬仪式期间都可污染食物和饮料。一旦这些食物和饮料被食用,就可发生传播。

- 用污染的水制备的和街头摊贩销售的饮料,以及用污染的水使之变得新鲜的蔬菜和水果、生的或未烧熟的海产品,都是霍乱传播的媒介物。

- 霍乱弧菌可在水中长期存活,在湿的剩余食品中可以繁殖。

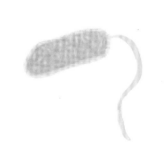

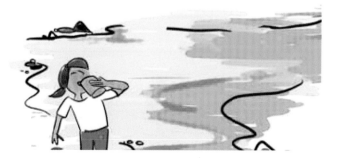

3 霍乱暴发可能呈突发性

- 潜伏期很短,可从 2 小时到 5 天,通常为 2~3 天。

- 随着病例数在很短时间内迅速增加,可导致突发性流行。

- 早期发现和治疗病例以及迅速采取控制措施至关重要。

- 无症状携带者可以传播感染。只要粪便细菌阳性,感染者就可传播疾病。即使携带者不出现症状,病原体仍可在其粪便中存活 14 天,并排出到环境,然后可能再感染其他个体。

4 迅速发现疑似病例和实验室确认至关重要

- 如怀疑暴发,应派遣多学科小组到现场以证实暴发,并及早采取措施来控制疾病的传播。这些小组至少要携带采样物品、快速诊断试验、制备清洁水和口服补盐液的工具。

- 如对霍乱有高度怀疑,应使用快速诊断试验。这种快速检测无需实验室,在暴发期间对霍乱有高度怀疑时可经常使用。霍乱快速诊断的敏感性和特异性不高,不能将其用于个体的诊断试验。将快速诊断试验的粪便阳性标本送到实验室进行确诊。

- 使用下列方法从感染者粪便标本中检出霍乱弧菌,可以确诊霍乱。

  - 细菌培养确诊,并进行药敏试验。

  - 聚合酶链反应(PCR)检测阳性。

- 实验室确诊对证实霍乱暴发至关重要。一旦暴发得到证实,就可根据世界卫生组织标准病例定义,做出临床诊断。

- 为了证实暴发的扩散程度,每个新的地区报告病例时,都要进行实验室确诊。

- 在整个暴发期间对疑似病例应进行不定时的采样和检测,以监测暴发、确定抗生素敏感性和监测菌株的变化。

- 2 周内所有疑似病例的所有标本的快速诊断试验、细菌培养或聚合酶链反应均阴性,则认为暴发终止。

- 在开始实施控制措施前,不要等待实验室确诊结果。即使暴发未得到证实,获得清洁水和基本卫生设施、健康促进以及获得治疗仍是重要的公共卫生干预措施。

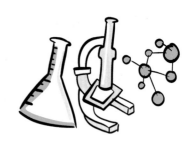

5 霍乱患者可发生水样腹泻，但无发热

- 大多数霍乱感染者（80%）不出现任何症状，但感染后细菌在粪便中可存活 14 天。

- 在出现症状的感染者中，约 80% 有轻度和中度水样腹泻，可不导致或仅可导致轻度脱水体征。其余 20% 迅速出现严重的水样腹泻，可导致严重脱水；如不治疗，可导致死亡。

- 其他症状和体征包括：

  - 剧烈呕吐。

  - 腹痛和肌痉挛。

  - 低血糖症。

  - 低血钾症。

- 孕妇发生霍乱时，流产的危险性升高。

- 发热不是霍乱的症状，但可能是霍乱病例共病的结果。

6 严重霍乱可在数小时内死亡：早期补液是治疗的最重要部分

口服补盐液

- 最重要的治疗是补液，及时补充液体和因严重腹泻和呕吐而丢失的盐分。早期补液几乎可救治所有患者的生命。通过早期恰当的治疗，病死率可达 1% 以下。

- 恰当评估脱水状态是正确治疗的关键。

- 无论成人或儿童，如没有或仅有少数的脱水体征（约 80% 患者），可根据口服补液治疗标准方案迅速补液。口服补盐液可由志愿者或家庭成员在家尽早给予患者，避免补液延误而导致死亡。

- 脱水严重的患者需要接受静脉补液（林格液）。

- 鼓励婴幼儿继续哺乳。

- 锌对 5 岁以下儿童也是主要的辅助疗法，因锌也可缩短腹泻病程，预防未来因其他原因引起的急性水样腹泻发作。

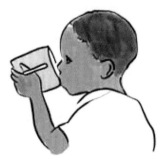

7

口服霍乱疫苗是安全的,应该与其他预防控制策略同时使用

- 口服霍乱疫苗有三种:
  - Shanchol™ 和 Euvichol® 这两种疫苗基本上相同。控制暴发时可接种 1 剂(保护期可达 6 个月)。如要达到更长的保护期,需要接种 2 剂。两种疫苗的保护率达到 65% 以上,在接种 2 剂后可持续 3 年以上。对所有 1 周岁以上者,可接种 2 剂,2 剂间隔不少于 2 周。
  - 第三种疫苗为 Dukoral®,该疫苗主要用于旅行者,对产毒性大肠杆菌也有明显的短期保护效果。疫苗可与缓冲液同时接种。2 岁以上个体均可接种,2 剂间隔至少 1 周。

口服霍乱疫苗

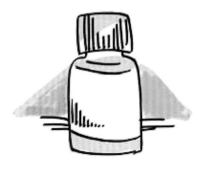

- 口服霍乱疫苗对孕妇是安全的。
- 口服霍乱疫苗可用于下列突发事件:
  - 在人道主义危机时,即使未报告疑似病例,也可用口服霍乱疫苗来预防霍乱。
  - 为应对暴发,可用口服霍乱疫苗来预防霍乱的进一步传播,并应尽早使用霍乱疫苗,以预防病例数的剧增。
  - 目前所有口服霍乱疫苗需要冷链(2~8℃)保存,但对冷链的使用情况目前正在审核中。
  - 口服霍乱疫苗全球应急储备由国际协调小组(International Coordinating Group,ICG)管理,供紧急情况下使用。

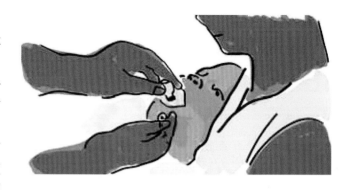

- 在地方性流行区,口服霍乱疫苗作为长期霍乱控制规划的一部分,该规划包括加强监测和实验室诊断能力,改善饮用水和卫生条件。口服霍乱疫苗可为人群提供中期保护作用,而长期的措施,则需解决水、卫生设施和改善卫生条件。
  - 口服霍乱疫苗可在地方性流行时使用,可通过全球霍乱控制特别工作组获得。

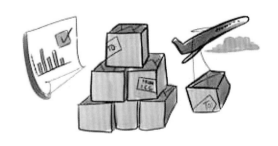

8　应该给高危人群提供安全水和基本的卫生条件

- 在暴发期间

  - 应该给人们提供安全水以及提供在家制备和贮存安全水的方法。

  - 应该组织宣传运动,在发生霍乱时,在发生霍乱的地区,应该为社区提供霍乱的可能危险和症状的信息,应采取预防措施以避免发生霍乱;出现症状时,应及时就医。治疗机构的位置也应共享。

- 在任何时候,社区参与都非常重要,社区采取的预防行为可以避免感染。

- 健康教育运动应促进采用合适的卫生行为,如用肥皂洗手、食品的安全制备和储存,以及儿童粪便的安全处理。

- 关键时刻应促进洗手。

- 霍乱死亡者的葬礼习俗必须要与预防葬礼参与者的感染相适应。

- 应促进母乳喂养。

- 卫生宣传运动应适应当地文化和宗教信仰。

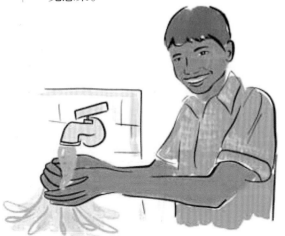

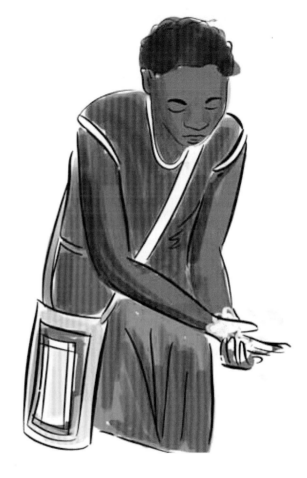

9 绘制病例来源地图对指导控制活动至关重要

- 绘制病例来源的地图可帮助确定开展安全水和卫生活动以及卫生促进的优先地区。地图描绘得越精确,开展有针对性的干预措施越有效。

- 也应该确保居住在重点地区的人能获得治疗。

- 重点地区口服补盐液站点和霍乱治疗中心的运送服务机构可抢救生命。

- 也应该在这些地区主动搜索病例。

- 在有社区卫生规划的地区,对社区卫生工作者或志愿者应进行疑似霍乱病例确诊和报告、安全制备和使用口服补盐液、患者转诊治疗方面的培训。

10 世界卫生组织可为各国提供霍乱工具包

- 世界卫生组织应为霍乱暴发的调查和确认以及霍乱患者的治疗提供必要的物资。霍乱工具包旨在帮助为可能的霍乱暴发做好准备,并能为第一个月的早期应对措施提供支持。

- 共有 6 个工具包:
  - 1 个工具包为霍乱暴发的调查提供必要的材料。
  - 1 个工具包为疑似霍乱病例的实验室确诊提供物品。

  注意:标本运输的三套包装不包括在内。

- 3 个工具包用于在中央、地方和社区层面的现有机构内霍乱患者的治疗。

- 1 个工具包为因缺乏现有治疗机构而建立的患者临时治疗机构提供必要的物品。

- 有一个快速估计霍乱工具包需求的工具(见下列有关霍乱的详尽信息的链接)。

有关霍乱的详尽信息：

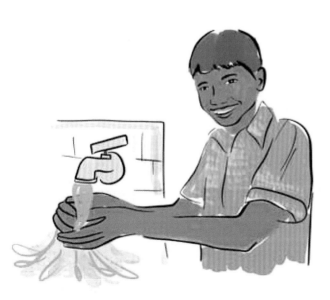

- Cholera WHO webpage
  http://who.int/cholera/en/
- Cholera WHO factsheet
  http://who.int/mediacentre/factsheets/fs107/en/
- Ending Cholera: a global roadmap to 2030
  http://www.who.int/cholera/publications/global-roadmap/en/
- Cholera kits
  http://who.int/cholera/kit/en/
- Cholera outbreak: assessing the outbreak response and improving preparedness
  http://who.int/cholera/publications/OutbreakAssessment/en/
- First steps for managing an outbreak of acute diarrhoea
  http://who.int/cholera/publications/firststeps/en/
- Interim guidance document for Cholera surveillance, Global Task Force on Cholera Control, Surveillance Working Group
  http://www.who.int/cholera/task_force/GTFCC-Guidance-cholera-surveillance.pdf?ua=1
- Interim technical notes on the Use of Cholera Rapid Diagnostic Tests, Global Task Force on Cholera Control, Surveillance and Laboratory Working Group
  http://www.who.int/cholera/task_force/Interim-guidance-cholera-RDT.pdf?ua=1
- Oral Cholera Vaccine and technical notes on the use of OCV in pregnant women and travellers
  http://www.who.int/cholera/vaccines/en/
- WHO Oral Cholera Vaccines position paper-2017
  http://apps.who.int/iris/bitstream/10665/258763/1/WER9234.pdf?ua=1

（周祖木 译）

猴痘

你应该知道的 10 个关键事实

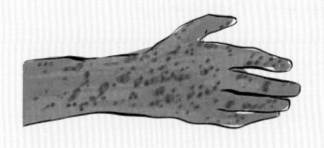

1. 猴痘病毒与天花病毒同属正痘病毒科。

2. 初次感染可通过直接接触被感染动物的体液或皮损而发生。

3. 存在人与人之间的二次传播。

4. 隔离患者和标准感染预防控制措施是减少人与人传播的关键。

5. 避免接触可能携带病毒的动物,特别是啮齿动物以及患病或死亡的动物。

6. 开展主动监测以确保迅速发现新病例对控制暴发至关重要。

7. 猴痘尚无特效疗法,无疫苗接种。

8. 健康教育和提高公众意识对高危人群是最好的预防措施。

9. 许多动物(主要是啮齿动物,而不是猴子,尽管以此命名为猴痘)带有猴痘病毒。

10. 猴痘是一种罕见疾病,在中非和西非的边远热带雨林地区偶有发生。

猴痘应对提示

协调应对者

- 如果病例数超出预期,应建立应急管理中心
- 确保动物和野生动物相关部门从一开始就参与应对工作
- 社区参与

风险沟通

- 鼓励卫生当局:
  - 让社区参与以防止暴露
  - 确保对临床医生进行培训以便早发现,早采样,早治疗
- 关键信息:
  - 避免接触死亡动物(老鼠、松鼠和猴子)
  - 通过呼吸道飞沫,接触感染者或污染的物品可发生人与人之间的传播
  - 如果你认为你可能已暴露于猴痘,并可能有症状,请到附近的医疗机构就诊,避免自我药物治疗
  - 在照顾皮疹患者时要保护好自己

健康信息

- 根据具体情况,建立病例定义,制定个案调查表
- 建立统一的实验室或监测数据库
- 在地图上标出病例居住地
- 根据《国际卫生条例》(2005),向世界卫生组织通报病例

卫生干预

- 社区参与,加强风险沟通
- 密切接触者追踪
- 病例隔离,对症治疗
- 对所有疑似病例及家庭提供心理社会支持
- 安全而有尊严的葬礼

1 猴痘病毒与天花病毒同属正痘病毒科

- 猴痘是一种罕见的病毒性人畜共患病,其症状与天花相似,但比天花的症状轻。猴痘和天花均为正痘病毒科的成员。1980 年天花被消灭,同时天花疫苗接种计划也被终止。

- 猴痘的潜伏期通常为 6~16 天,但也可为 5~21 天不等。

- 猴痘感染可分为两个阶段:

  - 侵袭期:(0~5 天)以发热、剧烈头痛、淋巴结肿大、背痛、肌肉疼痛和极度疲乏为特征。

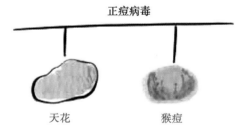

正痘病毒

天花　　　猴痘

- 出疹期(发热后 1~3 天内):出疹有多个阶段,皮疹通常始于面部,然后扩散到身体其他部位。面部(95%)、手掌和脚底(75%)受累最多。皮疹从斑丘疹(扁平皮损)到疱疹(充满液体的小水疱)、脓疱,约 10 天内结痂,而结痂完全消失可能需要 3 周。

- 皮损的数量从数个到数千个不等,累及口腔黏膜(70%)、生殖器(30%)和眼结膜(20%),以及角膜等。

- 猴痘通常是一种自限性疾病,其症状可持续 2~3 周。

- 重症病例多发生于儿童,与暴露于病毒的程度、患者健康状况和并发症的严重程度有关。

- 由于病毒的分支不同,多起暴发显示猴痘病死率为 1%~10%。猴痘病毒有两个不同的分支,刚果盆地猴痘分支的病死率达 10%,而西非国家猴痘分支的病死率为 1% 以下。

2 初次感染可通过直接接触被感染动物的体液或皮损而发生

- 通过直接接触受感染动物的血液、体液、皮肤或黏膜病变发生猴痘的初次感染。

- 西非和中非热带雨林的猎人及可能接触过被猴痘感染的动物的人,是感染的高危人群。

- 居住在森林地区或附近的人可能间接暴露于受感染的动物或低程度接触受感染的动物,可导致亚临床感染(无症状感染),并获得免疫,但对此还需要进一步探索。

接触体液

3 存在人与人之间的二次传播

- 密切接触感染的呼吸道分泌物、感染者的皮损或最近被患者体液或皮损污染的物品,可导致人与人之间的传播。但这种病毒不易在人与人之间传播。
- 猴痘患者一旦出现皮疹,就会有传染性。
- 由于猴痘主要通过呼吸道飞沫传播,通常需要持久的面对面接触,因此传染期患者的家属和照顾患者的人是感染的高危人群。
- 通过接种猴痘病毒或经胎盘(先天性猴痘)等非肠道途径也可发生传播。
- 迄今尚无证据表明单独的人与人传播可维持猴痘在人类的传播。

4 隔离患者和标准感染预防控制措施是减少人与人传播的关键

- 对患者进行隔离和对症治疗。在猴痘患者痊愈前,应避免与其密切的身体接触。
- 照料患者时应戴上手套和穿戴个人防护装备。
- 照料或探望患者后应定期洗手。
- 照料疑似和确诊猴痘病毒感染者的卫生保健人员,或处理感染者标本的卫生保健人员,应遵行标准感染预防控制措施。

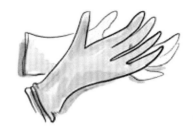

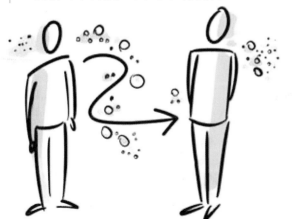

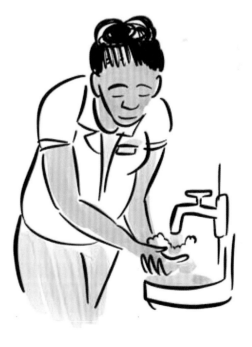

5

避免接触可能携带病毒的动物，特别是啮齿动物以及患病或死亡的动物

- 在发生猴痘的疫区：

  - 避免接触可能携带病毒的动物。

  - 处理动物时应采取适当的感染预防和控制措施。在处理动物及其组织以及在屠宰过程中，应穿戴手套和其他个人防护服。

- 食用充分煮熟的动物制品（血液、肉）是安全的。然而，使用动物制品来制备食品则有重大风险。

- 虽然并非所有动物都有疾病的表现，但仍有传染性，这使得风险沟通变得困难，特别是某些地区依靠狩猎为生的社区。在风险沟通时需要考虑到这一点。

6

开展主动监测以确保迅速发现新病例对控制暴发至关重要

- 实验室确认很重要，因为猴痘很难与其他痘样疾病鉴别。要考虑的鉴别诊断包括其他出疹性疾病，如水痘、麻疹、细菌性皮肤感染、疥疮、梅毒、天花和药物相关的过敏。与其他类似疾病相比，在一些患者中猴痘的一个显著特征是在出疹前发生严重的淋巴结病变。

- 可以通过多种试验，如酶联免疫吸附试验、抗原检测、聚合酶链反应、通过细胞培养分离病毒等，对猴痘做出实验室确诊。最佳的诊断标本来自病损（病损疱疹渗出液拭子或痂皮），将这些标本保存在干燥的无菌管中（无病毒运送培养基），并保持低温。血液和血清标本不能给出明确的结果。

- 一旦发现猴痘病例，应加强监测措施以确保发现其他猴痘病例，并实施控制措施。

- 在暴发初期，应建立统一的实验室和监测数据库，以追踪个案报告表上在暴发调查期间收集的信息。

- 应对所有疑似病例和确诊病例的接触者进行追踪调查。

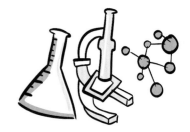

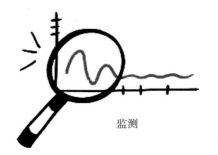

监测

猴痘、天花和水痘的临床鉴别诊断

症状	猴痘	天花	水痘
发热	出疹前 1~3 天	出疹前 2~4 天	出疹时
出现皮疹	皮疹在约 10 天内从斑丘疹演变为疱疹、脓疱,然后结痂	痘疱在同一阶段出现	痘疱分几个阶段出现
皮疹发展	发展迅速	发展缓慢	发展迅速
皮疹分布	通常从面部开始,扩散到手臂和腿,然后扩散到手和脚,包括手掌和脚底	面部和四肢更密集;也出现于手掌和脚底	躯干上更密集;手掌和脚底无皮疹
其他鉴别特征	出疹前患者出现淋巴结病变(淋巴结肿大)	无淋巴结病变	皮疹瘙痒
死亡	1%~10%	约 30%	很少

注:因天花已被消灭,该病的信息来自 1980 年前收集的证据

7 猴痘尚无特效疗法，无疫苗接种

- 迄今为止，对猴痘感染还没有特效性疗法，也没有疫苗。

- 鉴于正痘病毒的基因组保守，天花疫苗很可能对猴痘有预防作用（估计有效率为 85%），但 1980 年消灭天花后，公众已不再接种天花疫苗。

- 为了更好地了解新型天花疫苗对猴痘的交叉保护作用，目前正对其效果进行研究。

- 以往的天花疫苗接种可能导致猴痘，但症状较轻。

8 健康教育和提高公众意识对高危人群是最好的预防措施

- 在缺乏特异性药物或疫苗的情况下，减少人类感染猴痘的唯一途径是提高对危险因素的认识，并教育人们应采取措施，避免接触猴痘病毒。

- 应该对医护人员进行培训，以便识别疾病的症状，确保采集标本送检，治疗患者。最重要的是，应该在适当的隔离和感染预防控制程序方面对他们进行培训。

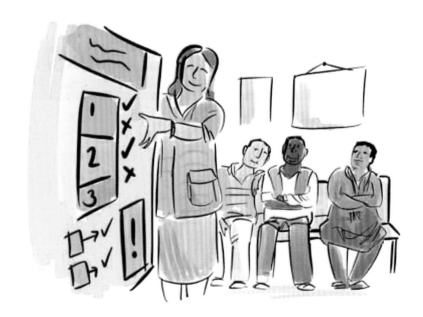

9 许多动物(主要是啮齿动物,而不是猴子,尽管以此命名为猴痘)带有猴痘病毒

- 猴痘这个术语有误导性,因为这种疾病并不仅仅限于猴子。在非洲,许多动物,如绳纹松鼠(rope squirrel)、树松鼠(tree squirrel)、冈比亚大鼠(Gambian rat)、啮齿动物、条纹小鼠(striped mice)、睡鼠(dormice)和猴子等,都可以感染猴痘。

- 猴痘病毒的自然史仍不清楚,需要进一步研究以确定猴痘病毒的主要宿主以及猴痘病毒如何在自然界中存活。

10 猴痘是一种罕见疾病,在中非和西非的边远热带雨林地区偶有发生

- 在中非和西非,特别是靠近热带雨林地区,人们经常与动物接触,偶有人类发生猴痘的报告。

- 暴发也可发生在非洲以外地区(如2003年在美国中西部由于进口动物所致)及中非和西非以外地区(如2005年发生病例的苏丹)。

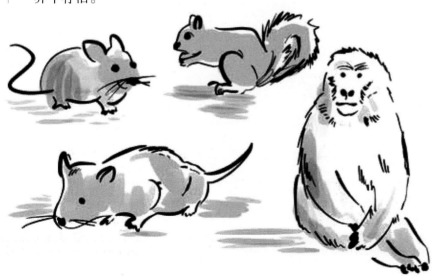

人类猴痘病例的历史分布

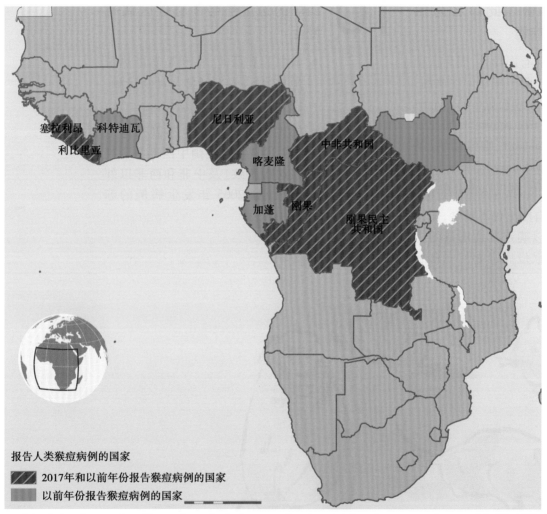

报告人类猴痘病例的国家

2017年和以前年份报告猴痘病例的国家

以前年份报告猴痘病例的国家

The boundaries and names shown and the designations used on this map do not imply the expression of any opinion whatsoever on the part of the World Health Organization concerning the legal status of any country, territory, city or area or of its authorities, or concerning the delimitation of its frontiers or boundaries. Dotted lines on maps represent approximate border lines for which there may not yet be full agreement.
©WHO 2018. All rights reserved

有关猴痘的更多信息：

- Monkeypox WHO factsheet
  http://www.who.int/mediacentre/factsheets/fs161/en/

（胡蔡松 译）

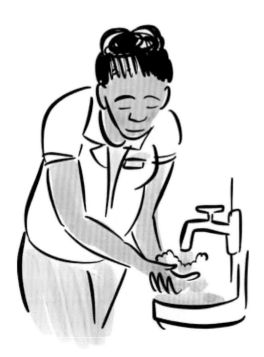

鼠疫

你应该知道的 10 个关键事实

1. 肺鼠疫会引发广泛流行且难以控制。

2. 最常见的鼠疫类型——腺鼠疫,不会在人与人之间传播。

3. 早诊断早治疗对存活至关重要。

4. 健康教育、感染预防和控制、媒介和啮齿动物控制是预防和处理流行的关键。

5. 应举行安全和庄严的葬礼以避免进一步传播。

6. 鼠疫的早期症状无特异性,难以与其他急性发热性疾病相鉴别。

7. 潜在的鼠疫自然疫源地分布于世界各地,并正在扩大。

8. 鼠疫是一种通常严重影响脆弱人群的疾病。

9. 除腺鼠疫和肺鼠疫外,还有第三种鼠疫,即细菌进入血液循环时出现的败血症型鼠疫。

10. 鼠疫是由细菌引起的人兽共患病,通常发生于小型哺乳动物(主要是啮齿动物)。

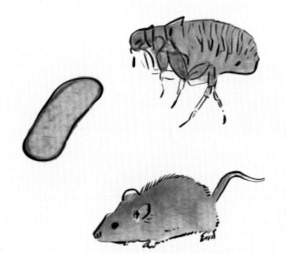

鼠疫应对提示

协调应对者

- 与合作伙伴和社区合作,在地方性流行区控制媒介

风险沟通

- 鼓励卫生当局:
  - 在地方性流行区开展健康教育和社区参与以控制媒介
- 关键信息:
  - 鼠疫是可治的:如出现相关症状或暴露于疾病,应该接受治疗
  - 腺鼠疫和肺鼠疫的传播方式是不同的
  - 肺鼠疫可通过呼吸道飞沫在人与人之间发生传播
  - 腺鼠疫患者没有传染性
  - 对于腺鼠疫,应采取预防措施防止跳蚤叮咬,不接触动物尸体

健康信息

- 对腺鼠疫有稳定的灵敏的快速诊断检测
- 发现传染源以便采取有针对性的控制措施
- 按《国际卫生条例》(2005)要求,向世界卫生组织报告病例

卫生干预

- 尽早使用抗生素治疗
- 确保安全和有尊严的葬礼
- 对于肺鼠疫:
  - 密切追踪密切接触者,并为其提供预防措施,持续7天
  - 医护人员预防性服药
  - 感染预防和控制:标准预防措施和飞沫预防措施(个人防护装备,PPE)
- 对于腺鼠疫:
  - 控制媒介和啮齿动物。
  - 为与腺鼠疫患者共同居住的人提供预防性服药
  - 感染预防和控制(标准预防措施)

1 肺鼠疫会引发广泛流行且难以控制

- 肺鼠疫可以通过空气中的飞沫（咳嗽、呼吸道分泌物）在人与人之间传播，因此具有很强的流行性，是最难控制的鼠疫类型。
- 肺鼠疫是一种毒力最强的鼠疫：潜伏期最短为 24 小时，如不治疗，很可能死亡。
- 肺鼠疫可由晚期腺鼠疫发展所致，当鼠疫杆菌通过血流或直接吸入感染的呼吸道飞沫到达肺部时，即可引发肺鼠疫。
- 对肺鼠疫患者应进行隔离，从而使患者不会通过呼吸道飞沫传染他人。应该由经培训的医务人员照料患者。医务人员应穿戴个人防护装备，并可以预防性服药以防止院内传播。
- 对密切接触者必须进行医学观察，并用抗生素进行预防性服药，持续 7 天。
- 对任何疑似病例应进行治疗。
- 肺鼠疫在人与人之间传播的潜伏期通常为 1~3 天。随后突然发热、头痛、寒颤、疼痛、乏力、胸部不适、呼吸浅促、咳嗽、有时还伴有血痰或黏液痰。

2 最常见的鼠疫类型——腺鼠疫，不会在人与人之间传播

- 腺鼠疫是最常见的鼠疫类型，除非接触了化脓性腹股沟的脓液，否则不会在人与人之间传播。
- 大约 10% 的腺鼠疫患者会发展为肺鼠疫。
- 腺鼠疫可由跳蚤叮咬，或鼠疫杆菌感染的物质或体液（院内感染最多见）直接污染了开放性皮损组织所致。如未采取合适的保护措施来处理死亡动物，则会引发感染。感染的细菌通过淋巴系统传播到附近的淋巴结，并在淋巴结进行繁殖。然后淋巴结出现发炎、肿胀、疼痛，称之为"腹股沟淋巴结炎"。在感染晚期，发炎的淋巴结可变为化脓性开放性溃疡。
- 腺鼠疫在潜伏期 2~6 天后，突然发病，出现头痛、寒颤、发热、乏力和受累局部淋巴结疼痛。腺鼠疫在颈部和腹股沟等处可出现淋巴结炎、炎症和肿胀。
- 控制腺鼠疫流行的措施包括：对患者的共同居住者进行预防性服药、控制媒介和啮齿动物。

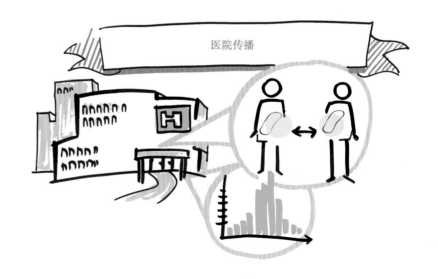

医院传播

3

早诊断早治疗对存活至关重要

- 鼠疫是可以治疗的。
- 常用抗生素治疗和支持疗法对治愈人类鼠疫非常有效，但其效果取决于早期给药，这就需要及早发现病例。这对肺鼠疫特别重要，因为该病传染性极强，患者24小时内就可死亡，如不治疗非常容易致命。如果患者及时接受治疗，腺鼠疫和肺鼠疫的恢复率都很高。
- 治疗鼠疫所推荐的抗生素如下：
  - 治疗腺鼠疫推荐使用：四环素、多西环素、氯霉素。
  - 治疗肺鼠疫或败血症型鼠疫推荐使用：氨基糖苷类、氟喹诺酮类。
  - 暴露后推荐的假定性治疗（presumptive treatment）：四环素、多西环素、磺胺甲噁唑/甲氧苄啶。

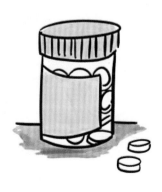

- 早期治疗需要早期做出诊断。鼠疫的确诊需要实验室检测。最好的方式是从腹股沟淋巴腺炎脓液、血液或痰标本中检出鼠疫耶尔森菌。可通过下列多种技术检测鼠疫杆菌：
  - 使用显微镜：染色、荧光抗体试验。
  - 分离法：菌落形态检查、生化反应、噬菌体裂解。
  - 抗原/抗体检测：酶联免疫吸附试验（ELISA）、荧光抗体试验、聚合酶链反应（PCR）。

- 有一种使用方便、稳定可靠、灵敏的快速诊断腺鼠疫的方法（试纸法），能够在15分钟内检出抗原并提供可靠结果，极大提升了防控能力。可在所有地方性流行区推荐使用这种快速诊断检测方法。

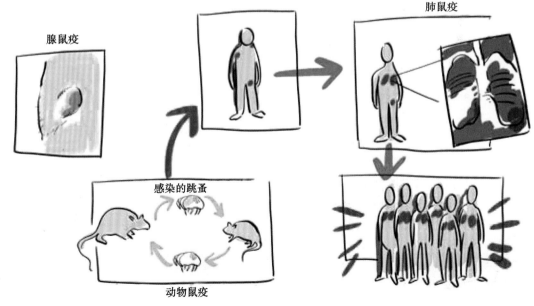

腺鼠疫

肺鼠疫

感染的跳蚤

动物鼠疫

4 健康教育、感染预防和控制、媒介和啮齿动物控制是预防和处理流行的关键

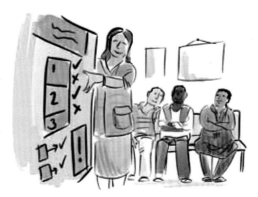

- 在鼠疫地方性流行区,对人们宣传有关疾病、症状和传播方式至关重要。当环境中有动物鼠疫发生时,应当告知当地公众,建议采取预防措施以防止跳蚤叮咬,不要接触动物尸体。
- 避免接触死亡的动物。在地方性流行区衣服和皮肤涂上驱虫剂有助于预防腺鼠疫。
- 避免近距离(2m 以内)接触有咳嗽症状的疑似肺鼠疫患者,有助于预防肺鼠疫。
- 鼠疫被称为"黑死病",过去造成了数百万人死亡,因此是一种非常可怕的疾病。所以,健康教育对防止在鼠疫暴发期间的恐慌特别重要。
- 应该明确告知医疗卫生工作者有关感染预防控制方面的信息,并对其进行培训。应该为他们提供合适的个人防护装备,并对有关如何使用这些装备进行培训。
- 在鼠疫疫区腺鼠疫暴发期间,必须控制跳蚤和贮存宿主(通常为啮齿动物)。

5 应举行安全和庄严的葬礼以避免进一步传播

- 鼠疫患者死亡后其体液中的细菌会成为人的传染来源,人们在葬礼期间与其接触后可发生传染。必须实施安全的丧葬,并尊重当地文化和宗教信仰。

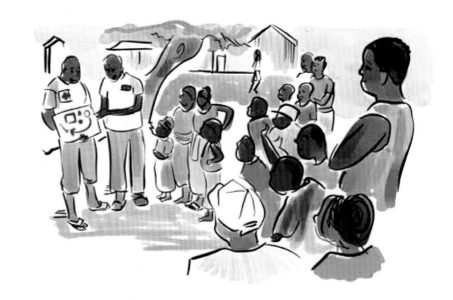

6 鼠疫的早期症状无特异性,难以与其他急性发热性疾病相鉴别

- 经过 1~7 天的潜伏期,鼠疫感染者开始出现非特异性症状。典型症状是起病急骤、发热、寒颤、头痛、全身酸痛、乏力、呕吐和恶心。这些症状很难与其他常见的地方性流行病相鉴别。
- 腺鼠疫期间,淋巴结会出现疼痛和继发炎症。
- 肺鼠疫在感染后短时间内(有时不到 24 小时)出现症状。症状包括严重呼吸道症状,如呼吸浅促、咳嗽、往往痰中带血。
- 鼠疫临床表现的特异性不强,误诊率较高。因此,快速诊断检测对于快速诊断和早期治疗非常重要。

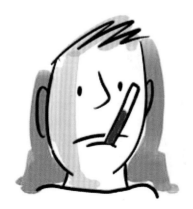

7 潜在的鼠疫自然疫源地分布于世界各地,并正在扩大

- 虽然在马达加斯加、刚果民主共和国和秘鲁,鼠疫是很常见的,但潜在的鼠疫自然疫源地(细菌、动物储存宿主和媒介)分布于世界各地。
- 目前发现在一些鼠疫已消失的地区又重新出现了鼠疫,一些从未发生过鼠疫的地方也出现了鼠疫。
- 鼠疫的自然疫源地也在扩大。主要原因如下:

  – 环境改变(如砍伐森林)。
  – 黑鼠(一种贮存宿主)的持续侵占。
  – 国内和国际的交流不断增加。
  – 失控的城市化进程。

- 此外,在有地方性流行的国家,昆虫学和动物学监测活动的费用高且维持困难。在没有人间病例的情况下,往往会被忽视,很难获得有关自然疫源地的状况或变化的详细信息。

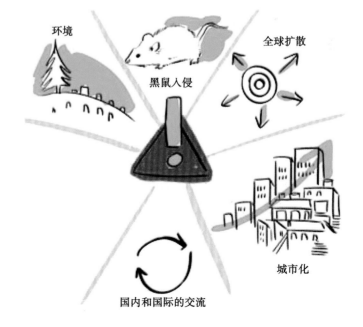

环境　　黑鼠入侵　　全球扩散　　城市化　　国内和国际的交流

8 鼠疫是一种通常严重影响脆弱人群的疾病

- 鼠疫是一种通常严重影响脆弱人群的疾病，因为鼠疫往往发生在卫生条件差、医疗卫生服务不足、拥挤的地方。

- 鼠疫暴发的发生往往与内乱、战争以及医疗基础设施和机构遭到损毁有关。

- 因此应加强卫生体系建设以减少流行风险。

9 除腺鼠疫和肺鼠疫外，还有第三种鼠疫，即细菌进入血液循环时出现的败血症型鼠疫

- 败血症型鼠疫是第三种鼠疫，这种鼠疫为细菌进入血流扩散所致。

- 败血症型鼠疫由跳蚤叮咬，通过皮肤裂口直接接触感染物质，或继发于腺鼠疫所引起。败血症型鼠疫可导致肺鼠疫。

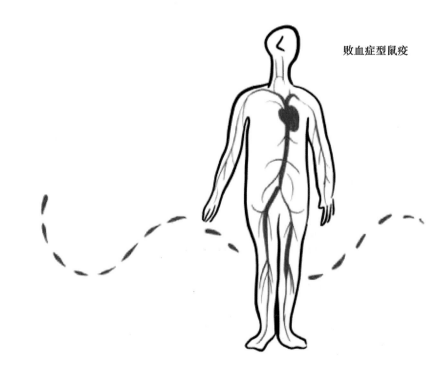

败血症型鼠疫

10

鼠疫是由细菌引起的人兽共患病,通常发生于小型哺乳动物(主要是啮齿动物)

- 鼠疫是由鼠疫耶尔森菌引起的人兽共患疾病,通常常见于小型哺乳动物(主要是啮齿类动物)。该病通过跳蚤在动物之间传播。

- 在鼠疫自然疫源地(细菌、动物储存宿主、生物媒介)和人群共存的地区,都有发生人间鼠疫的风险。

- 根据感染的临床表现,鼠疫主要分为三种类型:腺鼠疫、败血症型鼠疫和肺鼠疫。通过感染的跳蚤叮咬,直接接触感染物质,或吸入肺鼠疫患者的传染性呼吸道飞沫,均可引起人类感染。

- 院内感染风险极大,尤其是肺鼠疫。

- 人间鼠疫是一种烈性传染病,根据鼠疫的临床类型,病死率可达 30%~100%。

- 但是,如鼠疫得到快速诊断并及时治疗,则使用抗生素治疗效果良好,病死率可降至 15% 以下。

- 非洲、亚洲和南美洲曾发生鼠疫流行。自 20 世纪 90 年代以来,大多数人间鼠疫病例发生在非洲。鼠疫流行最严重的三个国家为马达加斯加、刚果民主共和国和秘鲁。

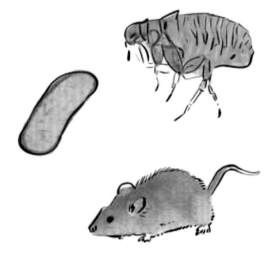

关于鼠疫的更多信息：

- WHO Fact sheet
  http：//www. who. int/mediacentre/factsheets/fs267/en/

- Plague WHO webpage
  http：//www. who. int/csr/disease/plague/en/

- Plague WHO MOOC
  https：//openwho. org/courses/knowledge-resources-plague

- Plague manual：epidemiology，distribution，surveillance and control
  http：//who. int/csr/resources/publications/plague/WHO _ CDS _ CSR _ EDC_99_2_EN/en/

（王孝忠 译）

钩端螺旋体病

你应该知道的 10 个关键事实

1. 钩端螺旋体病是一种通常在热带或亚热带气候自然灾害后出现的疾病。

2. 虽然啮齿动物是钩端螺旋体(引起钩端螺旋体病的病原体)的主要储存宿主,但各种哺乳动物可以在人间传播中起重要作用。

3. 人通过直接或间接接触受感染动物的尿液而感染。

4. 在某些行为和社会经济情况下,感染风险会增加。

5. 早期给予常用抗生素,对治疗钩端螺旋体病有效。

6. 钩端螺旋体病会被漏诊,且往往被误诊为其他疾病。

7. 实验室诊断具有挑战性,但对确诊钩端螺旋体病至关重要。

8. 预防和控制措施应针对传染源、传播途径和人间疾病。

9. 气候变化和城市化将增加暴发的频次和强度。

10. 多部门联防和整体考虑对预防控制至关重要。

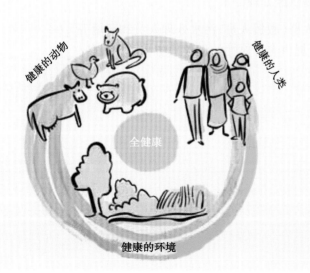

健康的动物

健康的人类

全健康

健康的环境

钩端螺旋体病应对提示

协调应对者

- 让动物卫生部门参与

风险沟通

- 鼓励卫生当局：
  - 让社区参与
  - 确保对临床医生的培训，以便及早发现和治疗
  - 帮助医院做好接收需要重症监护的严重病例的准备
- 关键信息：
  - 人通过直接或间接接触受感染动物的尿液而感染
  - 避免与啮齿动物接触
  - 可通过接触受污染的水而暴露
  - 对所有皮肤损伤要立即消毒，避免接触未经处理的水
  - 如果出现症状，应尽早进行治疗

健康信息

- 确保对疑似病例的实验室确诊

卫生干预

- 早期发现病例
- 为所有可能病例提供经验性治疗（抗生素）
- 为人群提供经处理的水
- 为高危人群（救援人员、污水处理人员和环境卫生人员）提供有针对性的化学预防和防护设备

1

钩端螺旋体病是一种通常在热带或亚热带气候自然灾害后出现的疾病

- 钩端螺旋体病是一种由钩端螺旋体引起的传染病。

- 在世界范围内都有钩端螺旋体病发生，但在热带和亚热带地区发病最多。

- 病例常呈季节性分布，随着强降雨或高温而增加。

- 经常发生与自然灾害（特别是洪水）有关的暴发。

2

虽然啮齿动物是钩端螺旋体（引起钩端螺旋体病的病原体）的主要储存宿主，但各种哺乳动物可以在人间传播中起重要作用

- 啮齿动物被认为是人的主要传染源。

- 几乎所有野生哺乳动物和家养哺乳动物都能携带钩端螺旋体（存在于肾脏和生殖道中），并成为人和其他动物的传染源。

- 牛、水牛、马、羊、山羊、猪和犬也被认为是钩端螺旋体的常见宿主，这种病原体可引起钩端螺旋体病。

- 该病的自然史取决于当地的生态条件。

人兽共患病+环境性疾病

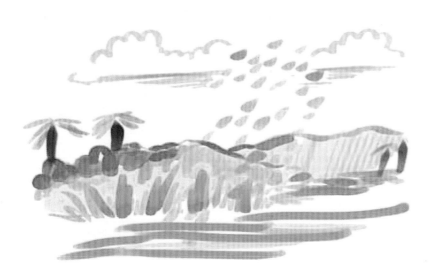

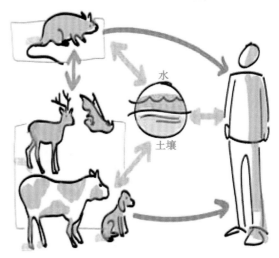

水

土壤

3 人通过直接或间接接触受感染动物的尿液而感染

- 钩端螺旋体病是一种人兽共患病,可直接或间接从动物传给人。

- 人通过直接接触受感染动物的尿液或被尿液污染的环境而感染。

- 钩端螺旋体可通过皮肤上割伤或擦伤的伤口,或通过口腔、鼻子和眼部黏膜进入体内。

- 暴露于被感染动物尿液污染的水是最常见的感染途径。钩端螺旋体病偶尔也可通过饮用水,或摄入被感染动物尿液污染的食物,以及处理受感染的动物组织而传播。

- 在人与人之间的传播非常罕见。

4 在某些行为和社会经济情况下,感染风险会增加

- 感染的风险取决于暴露程度。有些人接触被啮齿动物或其他家畜污染的水的机会更多。

- 人们可因职业暴露而感染:职业人员包括户外作业人员和农民(如种植水稻和甘蔗的人员)、屠宰场工人、兽医、肉类加工人员、宠物店员工、下水道工人等。

- 人们也可以通过娱乐活动、游泳或划独木舟等水上运动而暴露。自然灾害(如洪水)的幸存者也是感染的高危人群。

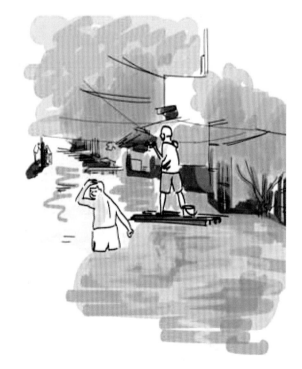

5 早期给予常用抗生素,对治疗钩端螺旋体病有效

- 钩端螺旋体病可以用抗生素治疗,应尽可能在疾病早期使用,最好在发病后第 5 天使用。

- 在使用抗生素治疗前,临床医生不用等待实验室检查结果。

- 治疗方案包括抗生素,如阿莫西林、四环素、氨苄西林和多西环素等。

- 严重病例需住院治疗。对这些严重病例,应该使用大剂量青霉素静脉注射治疗。在肾衰竭的情况下,需要进行腹膜或血液透析。对有肺出血表现者,可使用机械通气。由于严重病例需要重症监护,如在暴发情况下处理病例,则后勤安排会变得更加复杂。

6 钩端螺旋体病会被漏诊,且往往被误诊为其他疾病

- 由于钩端螺旋体病症状多变,临床表现为非特异性,且与许多其他传染病相似,故往往被误诊。

- 通常的临床表现是急性起病,突然发热、头痛、肌痛(特别是腓肠肌)、虚弱,并伴有下列症状/体征:结膜充血、无尿或少尿、黄疸、咳嗽、咯血和呼吸困难、出血(在某些地区肠道、肺部出血是非常明显的)、脑膜刺激征、心律失常或心功能衰竭,以及皮疹。其他常见的症状包括恶心、呕吐、腹痛、腹泻和关节痛。

- 钩端螺旋体病的潜伏期通常为 5～14 天,可达 2～30 天。尽管钩端螺旋体病是一种自限性疾病,且大部分感染者往往不出现临床症状,但在未治疗的病例中,有 5%～15% 可能会发展为更严重且可能致命的阶段。

- 钩端螺旋体病有四大临床类别:
  - 轻型流感样疾病。
  - Weil 综合征(黄疸、肾衰竭、出血、心肌炎)。
  - 脑膜炎。
  - 肺出血和呼吸衰竭。

- 出现上述症状的患者,如果有暴露于感染动物或可能被动物尿液污染环境的职业史或游玩史,则对钩端螺旋体病的怀疑会进一步增加。临床医生在洪水后对发热性疾病做鉴别诊断时考虑到钩端螺旋体病也非常重要。

- 误诊或延误诊断具有重要的临床意义,因为钩端螺旋体病的早期治疗对降低发病率和死亡率以及及时采取控制措施至关重要。

钩端螺旋体病的临床表现	可能混淆的疾病
轻型	疟疾、登革热、流感
发热出血型	病毒性出血热
严重肺炎	鼠疫
黄疸发热	黄热病或肝炎

钩端螺旋体病的典型病程

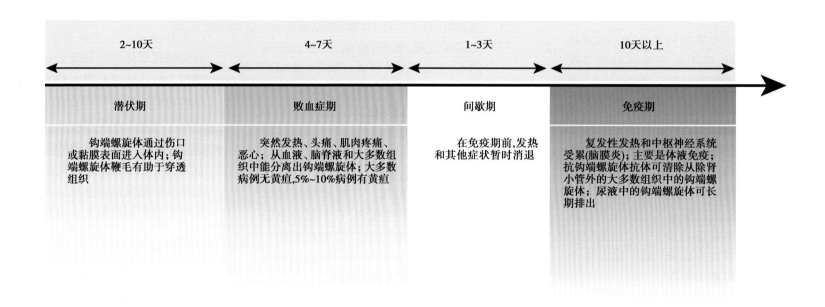

2~10天	4~7天	1~3天	10天以上
潜伏期	败血症期	间歇期	免疫期
钩端螺旋体通过伤口或黏膜表面进入体内；钩端螺旋体鞭毛有助于穿透组织	突然发热、头痛、肌肉疼痛、恶心；从血液、脑脊液和大多数组织中能分离出钩端螺旋体；大多数病例无黄疸,5%~10%病例有黄疸	在免疫期前,发热和其他症状暂时消退	复发性发热和中枢神经系统受累(脑膜炎)；主要是体液免疫；抗钩端螺旋体抗体可清除从除肾小管外的大多数组织中的钩端螺旋体；尿液中的钩端螺旋体可长期排出

7 实验室诊断具有挑战性，但对确诊钩端螺旋体病至关重要

- 由于病原体的复杂性，实验室诊断并不容易：有 25 个血清群，分为 250 个血清型。

- 实验室支持是必需的：
  - 确认诊断并与其他疾病相鉴别。
  - 确定感染的血清型，这将有助于指导控制策略。

- 目前对实验室检测的建议如下：
  - 血清学：显微镜凝集试验（MAT）特异性高，是血清学试验的金标准。
  - 聚合酶链反应（PCR）。

- 可使用酶联免疫吸附试验（ELISA）检测 IgM，但在感染后到能检测到抗体前，有一个间隔期。由于检测方法的灵敏度和特异度不同，解释结果需要谨慎。

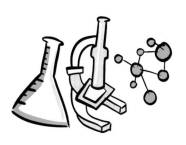

8 预防和控制措施应针对传染源、传播途径和人间疾病

- 控制传染源（通常是当地的动物贮存宿主）的措施包括：减少某些动物贮存宿主数量；将动物贮存宿主与人类居住区隔开（通过栅栏和屏障）；对犬和牲畜实施免疫；清除垃圾并保持人居住区清洁；处理家畜排泄物时避免污染环境；鼓励人们不要在周围环境留下食物，特别是在可能有老鼠的休闲区域；改善生活条件和卫生系统等。

- 通过避免接触动物尿液、感染的动物或污染的环境来防止传播，采取的措施包括：穿防护服；用防水敷料覆盖皮损表面；防止接触已知的或怀疑的被污染水体，并发出适当的警告；接触溢洒的尿、污染的土壤或水后，要进行清洗或淋浴；冲洗和清洁伤口；在照料或处理所有动物期间严格实施卫生措施；在可行的情况下，对污染的区域进行消毒（清理马厩、肉食店、屠宰场的地面等）；饮用干净的饮用水等。

- 人类宿主层面的干预措施包括：
  - 提高公众和高危人群的意识。人们需要了解疾病以及如何避免风险，但及时用药也是有益的。在某些情况下，医生和兽医应将钩端螺旋体病作为鉴别诊断的一部分。
  - 如果知道已发生暴露（如由于实验室事故或其他高危的暴露），应使用抗生素预防。
  - 不推荐对人使用疫苗。疫苗不会诱导对感染的长期保护，并且对其他钩端螺旋体血清型不产生交叉保护性免疫（仅对所用特定疫苗中存在的血清型产生保护性抗体）。

- 在流行情况下，战略性控制措施包括：
  - 早期发现病例。
  - 为所有可能病例提供经验性治疗。
  - 为人群提供经处理的水。
  - 为极高危人群（救援人员、污水处理人员和环境卫生人员）提供有针对性的化学预防和防护设备。
  - 在这个阶段控制啮齿动物和对动物接种疫苗是无效的。

9 气候变化和城市化将增加暴发的频次和强度

- 钩端螺旋体病感染与环境密切相关,气候变化将导致全球钩端螺旋体病增加:
  - 由于海平面上升以及海洋和陆地表面的温度上升,气候变化可望会增加强降雨和洪水的发生以及热带气旋和风暴的强度。
  - 自然灾害还会破坏卫生服务和基础设施,破坏水源和卫生网络,从而增加了发生传染病的风险。
- 城市化进程也增加了钩端螺旋体病的发病率和流行强度。快速城市化通常伴随着城市贫民窟的出现,城市贫民窟因过度拥挤、卫生条件差、医疗保健差、贫困、大量老鼠和其他动物贮存宿主而成为感染的危险因素。

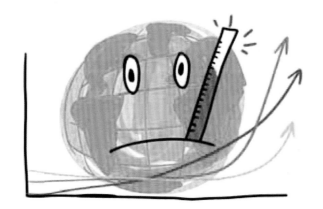

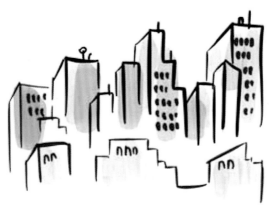

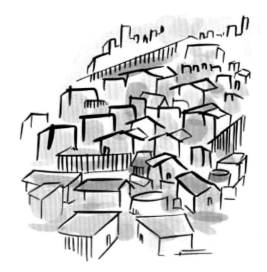

10

多部门联防和整体考虑对预防控制至关重要

- 钩端螺旋体病仍然是一种未知的疾病：对其传播动力学知之甚少，其症状不特异，实验室诊断复杂，往往无法获得实验室确诊。
- 全健康（One Health）方法对预防和控制影响人和动物的环境疾病至关重要：
  - 需要考虑动物、人与生态系统之间的关系，以更好地了解和处理疾病。
  - 研究和控制工作需要一种真正综合的、多学科的和相互协调的方法，来改进钩端螺旋体病暴发的预测、检测、预防和应对。

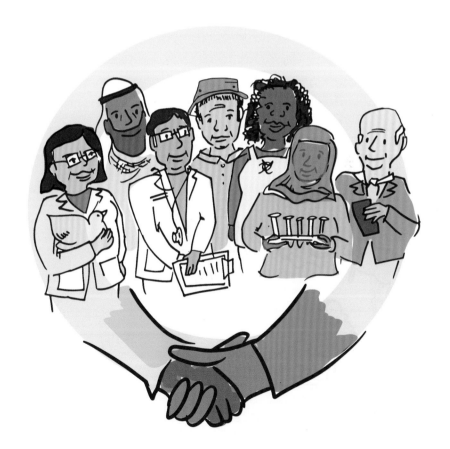

关于钩端螺旋体病的更多信息：

- WHO Fact sheet
  http：//www. who. int/mediacentre/factsheets/fs267/en/

- Plague WHO webpage
  http：//www. who. int/csr/disease/plague/en/

- Plague WHO MOOC
  https：//openwho. org/courses/knowledge-resources-plague

- Plague manual：epidemiology，distribution，surveillance and control
  http：//who. int/csr/resources/publications/plague/WHO _ CDS _ CSR _
  EDC_99_2_EN/en/

（易晋华 译）

健康的动物

健康的人类

全健康

健康的环境

脑膜炎球菌性脑膜炎

你所知道的 10 个关键事实

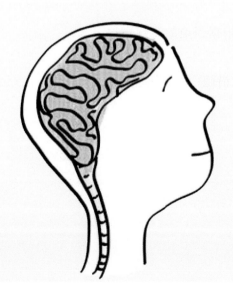

1. 脑膜炎球菌性脑膜炎是由脑膜炎奈瑟菌引起的急性细菌性脑膜炎,即脑膜的严重感染。

2. 脑膜炎球菌性脑膜炎呈全球性分布,但在非洲流行带的疾病负担最重。

3. 脑膜炎奈瑟菌的多种血清群可引起流行。

4. 人类是脑膜炎球菌性脑膜炎的唯一宿主,可通过直接接触和呼吸道飞沫传播。

5. 如不治疗,脑膜炎球菌性脑膜炎的病死率可高达 50%。

6. 接种特异性疫苗可用来预防和控制暴发。

7. 实验室诊断对确定脑膜炎奈瑟菌是否是导致脑膜炎球菌性脑膜炎的病原体至关重要。

8. 监测对识别暴发并为流行病学应对提供信息是至关重要的。

9. 尽早使用抗生素治疗是挽救生命和减少并发症的最重要因素。

10. 尽早给予抗生素可减少密切接触者的传播风险。

脑膜炎球菌性脑膜炎应对提示

协调应对者

- 在流行季节来临前,确保对流行的防备和成立应对委员会
- 联系世界卫生组织/国际协调小组获取应急疫苗和抗生素

风险沟通

- 确保对人群接种疫苗以预防这种疾病
- 关键信息如下:
  - 可通过呼吸道飞沫或咽喉分泌物在人与人之间传播
  - 无症状携带者可传播疾病
  - 做好手卫生和呼吸道卫生
  - 尽早使用抗生素治疗可降低病死率和减少并发症,因此患者应尽早就医

卫生信息

- 通过实验室检测确定脑膜炎球菌血清群
- 要监测根据特定区域或国家的流行病学确定警戒阈值

健康干预

- 尽早使用抗生素治疗
- 及早开展疫苗接种运动(根据当地的流行病学特征)
- 对密切接触者实施预防性措施(根据当地流行病学特征)

1

脑膜炎球菌性脑膜炎是由脑膜炎奈瑟菌引起的急性细菌性脑膜炎，即脑膜的严重感染

- 脑膜炎球菌性脑膜炎是由脑膜炎奈瑟菌引起的。

- 各种其他微生物（包括细菌、真菌或病毒）也可引起脑膜炎。

- 脑膜炎球菌性脑膜炎可导致散发病例，也可引起大规模暴发。

2

脑膜炎球菌性脑膜炎呈全球性分布，但在非洲流行带的疾病负担最重

- 在跨越非洲从塞内加尔到埃塞俄比亚的非洲流行带（包括 26 个国家），脑膜炎球菌性脑膜炎的疾病负担最重。

- 非洲脑膜炎球菌性脑膜炎流行带在干旱季节（12 月至次年 6 月）呈季节性地方性流行和周期性大规模流行。

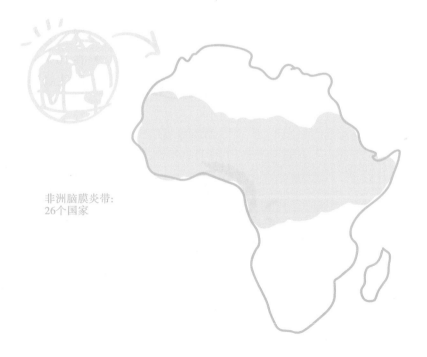

非洲脑膜炎带：
26个国家

3

脑膜炎奈瑟菌的多种血清群可引起流行

- 血清群以字母命名（A、B、C 等）。12 个血清群中的 6 个可引起大规模流行（A、B、C、W、X、Y）。地理分布随血清群不同而异。

- 2010 年前在脑膜炎流行带，脑膜炎奈瑟菌血清群 A 占总病例的 80% ~ 85%。自新的和非常有效的脑膜炎奈瑟菌血清群 A 结合疫苗用于大规模预防性免疫接种运动以来，脑膜炎奈瑟菌血清群 A 的比例明显降低。

- 在欧洲，常规接种脑膜炎奈瑟菌 C 群疫苗后导致血清群 C 暴发减少。

- 随着时间和空间的不同，血清群流行病学会发生变化，其原因还不完全清楚，但与疫苗接种策略无关。

4 人类是脑膜炎球菌性脑膜炎的唯一宿主，可通过直接接触和呼吸道飞沫传播

- 脑膜炎奈瑟菌只感染人类，无动物储存宿主。

- 细菌可以寄居在咽喉，成为无症状带菌者。偶尔会突破机体防御系统，细菌侵入血流到达大脑。

- 通过带菌者的呼吸道飞沫或咽喉分泌物，细菌在人与人之间传播。吸烟，长期和密切的接触（如接吻、喷嚏或咳嗽），与感染者（带菌者）共同居住在密闭的房子，都会促进该病的传播。

- 无症状带菌者可传播疾病。在地方性流行情况下，人群咽喉带菌率达 1%～10%。在流行情况下，带菌率更高，达 10%～25%。

- 婴幼儿和年轻人是感染的高危人群。

- 潜伏期为 2～10 天，通常为 3～4 天。

- 在大规模集会期间易引起脑膜炎奈瑟菌的传播（例如朝圣、童子军大会等）。

5 如不治疗，脑膜炎球菌性脑膜炎的病死率可高达 50%

- 该病最常见的症状是高热、头痛、颈项强直、呕吐、意识模糊、畏光、婴儿囟门隆起。有时，可出现败血症所导致的出血性皮疹，从少数瘀点到广泛的瘀斑不等。

- 即使对疾病能做出早期诊断，并开始合适的治疗，但仍有 8%～15% 的患者发生死亡。往往在出现症状后 24～48 小时内发生死亡。如不治疗，脑膜炎球菌性脑膜炎的病死率高达 50%。

- 在 10%～20% 幸存者中，脑膜炎球菌性脑膜炎可导致脑损伤、耳聋或失能。

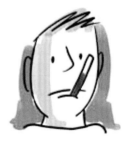

飞沫

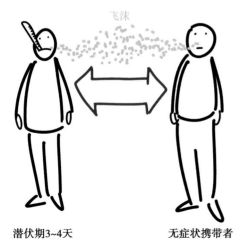

潜伏期3～4天　　　　无症状携带者

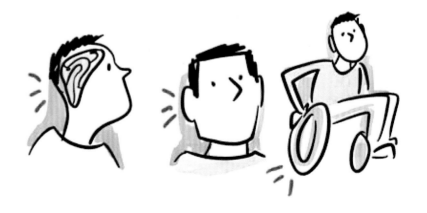

6

接种特异性疫苗可用来预防和控制暴发

- 疫苗有特定的血清群,且产生的保护时间长短不一。

- 现有 3 种疫苗可以获得:
  - 多糖疫苗主要用于非洲的暴发应对:
    - 多糖疫苗有二价(血清群 A 和 C)、三价(血清群 A、C 和 W)或四价(血清群 A、C、Y 和 W)。
    - 2 岁前使用多糖疫苗是无效的。
    - 多糖疫苗可提供 3 年的保护时间,但不会诱生群体免疫。
  - 结合疫苗用于预防(纳入常规免疫程序)和控制暴发:
    - 结合疫苗可产生持久免疫力,防止携带和诱生群体免疫。
    - 结合疫苗可以在 1 周岁使用。
    - 现有结合疫苗包括:

- 单价 C 和四价(血清群 A、C、Y、W)。目前这两种疫苗价格昂贵,主要在加拿大、美国和欧洲使用。
- 单价 A 用于群体免疫接种运动和婴儿常规免疫。
  - 基于蛋白质的脑膜炎奈瑟菌血清群 B 疫苗用于预防(纳入英国常规免疫程序)和控制暴发。

- 对受累人群和高危人群应及早进行反应性疫苗接种,以阻止疾病的蔓延。
- 在非洲,非常有必要在超过流行阈值后 4 周内开展疫苗接种运动。
- 现已建立了国际疫苗储备,任何面临暴发的国家都可以向脑膜炎疫苗供应国际协调小组提出要求,并获得脑膜炎疫苗。

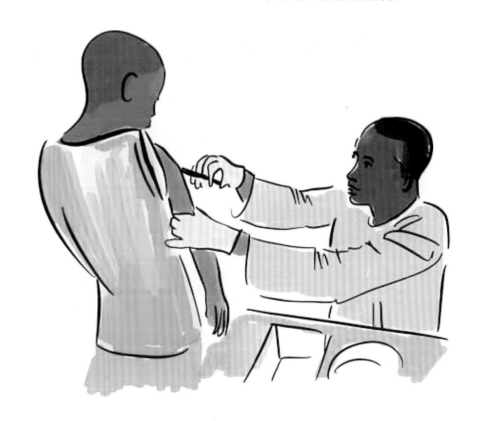

反应性疫苗接种运动中脑膜炎球菌疫苗的决策树

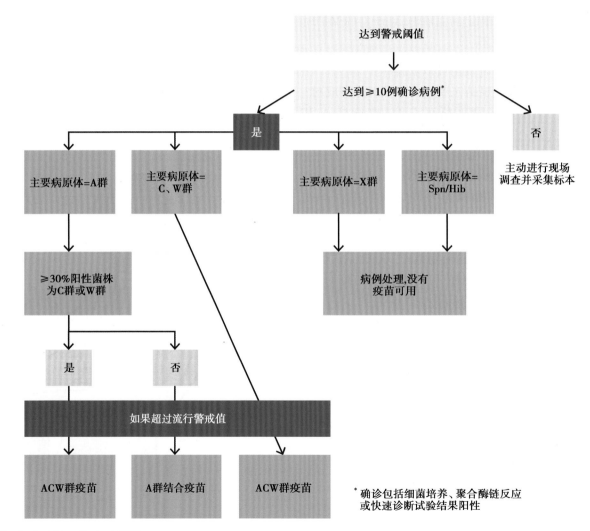

来源：*WHO, Managing meningitis epidemics in Africa, Revised 2015*

7 实验室诊断对确定脑膜炎奈瑟菌是否是导致脑膜炎球菌性脑膜炎的病原体至关重要

- 实验室确诊脑膜炎球菌性脑膜炎需要对腰穿获得的脑脊液（CSF）标本进行检测。检验方法包括细菌培养、凝集试验和聚合酶链反应（PCR）。

- 为了在现场快速鉴定脑膜炎奈瑟菌及血清群，应使用快速床边诊断试验。快速鉴定病原体对确定合适的治疗方法和流行病学应对是非常重要的。

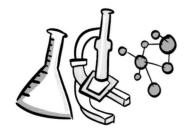

8 监测对识别暴发并为流行病学应对提供信息是至关重要的

- 监测系统应能识别暴发、监测疾病流行趋势和接种疫苗的影响。

- 应将流行病学和实验室数据结合起来。

- 脑膜炎球菌性脑膜炎暴发的定义是根据当地流行病学特征和监测数据的综合分析作出的，因此各国的脑膜炎球菌性脑膜炎暴发的定义是不同的。

- 在非洲脑膜炎流行带，标准病例定义如下：
  - 疑似病例（根据临床表现）：任何人有突起发热（肛门体温>38.5℃或腋下>38.0℃）且颈项强直，或伴有其他脑膜炎体征，如婴儿前囟隆起。

监测

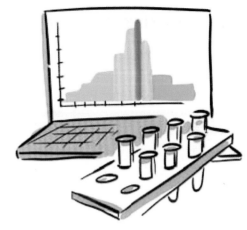

  - 可能病例（根据非特异性实验室检测）：任何疑似病例出现脑脊液在显微镜下呈浑浊、米汤样或脓样，或脑脊液白细胞计数$>10\times10^6$/L，或脑脊液革兰氏染色检出细菌。
    - 婴儿:脑脊液白细胞计数$>100\times10^6$/L，或脑脊液白细胞计数$(10\sim100)\times10^6$/L，且伴有蛋白含量增高（$>1g/L$）或葡萄糖降低（$<0.4g/L$）。
  - 确诊病例（根据实验室检测）：任何疑似病例或可能病例，并从其血液或脑脊液培养出或检出脑膜炎奈瑟菌。

- 在非洲脑膜炎流行带，启动预防和控制干预措施的发病率阈值见下表。

脑膜炎球菌性脑膜炎流行的发现和控制的发病率阈值（2014）

	人口数	
干预	30 000~100 000	<30 000
警戒阈值 － 报告当局 － 加强监测 － 调查 － 确诊（包括实验室） － 准备最终应对措施	■ 3 例疑似病例/100 000 居民/周 （1 周至少 2 例病例）	■ 1 周内 2 例疑似病例 或 ■ 与以前非流行年相比,发病率升高
流行阈值 － 达到流行警戒阈值后 4 周内开展大规模疫苗接种活动 － 下发治疗药物给卫生中心 － 根据流行病学方案治疗 － 告知公众相关信息	■ 10 例疑似病例/100 000 居民/周	■ 1 周内 5 例疑似病例 或 ■ 3 周内病例数每周成倍增长（如第 1 周 1 例, 第 2 周 2 例,第 3 周 4 例）
	如果接种的目标人群相邻区域感染风险高（如病例发生在干旱季节早期、最近未开展疫苗接种活动和人口密度大）,也应开展疫苗接种活动	
	在特殊情况下（如群众聚会、难民、流离失所者或封闭的场所）,如 1 周内发生 2 例确诊病例,则应尽早开展大规模疫苗接种	

9 尽早使用抗生素治疗是挽救生命和减少并发症的最重要因素

- 及时治疗（诊断后 1 小时内）对预防死亡和并发症至关重要：
  - 在非洲流行带流行期间推荐的标准治疗方案为：头孢曲松（静脉注射），持续 5 天；婴儿（0~2 月龄），持续 7 天。

- 虽然没有必要隔离患者，但入住医院或卫生中心治疗是必要的。

- 假如患者治疗 48 小时后病情没有改善，或仍出现惊厥或昏迷，应转送到更高级别的卫生机构治疗。

10 尽早给予抗生素可减少密切接触者的传播风险

- 在非洲脑膜炎流行带以外的地区，家庭密切接触者可推荐使用化学药物进行预防。

- 在非洲脑膜炎流行带，在非流行情况下可推荐密切接触者使用化学药物进行预防。

- 抗生素首选环丙沙星，也可用头孢曲松。

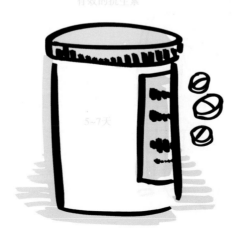

有关脑膜炎球菌性脑膜炎的更多信息：

- Meningococcal meningitis WHO webpage：
  http：//www. who. int/csr/disease/meningococcal/en/

- Meningitis WHO MOOC：
  https：//openwho. org/courses/pandemic-epidemic-diseases

- Meningococcal meningitis WHO fact sheet：
  http：//www. who. int/mediacentre/factsheets/fs141/en/

- Managing meningitis epidemics in Africa
  http：//www. who. int/csr/resources/publications/HSE_GAR_ERI_2010
  _4/en/

- International Coordinating Group（ICG）on Vaccine Provision
  http：//www. who. int/csr/disease/icg/en/

（李万仓 译）

第三部分　工具箱

工具箱 1

世界卫生组织的作用

世界卫生组织的职责——在传染病方面

世界卫生组织根据下列6项主要任务,指导和协调联合国系统内的国际卫生管理机构:

1. 在健康关键问题上发挥领导作用和参与需要共同行动的伙伴关系。

> **例如**
>
> - 世界卫生组织:
>   - 与各国共同努力增加和维持预防、治疗和保健的获得。
>   - 确定优先项目和制订策略。
>   - 领导和协调突发事件期间的卫生应对。
> - 通过《国际卫生条例》(2005),世界卫生组织帮助各国增强应急风险管理的国家核心能力,来预防、防备、应对突发公共卫生事件并使之恢复。

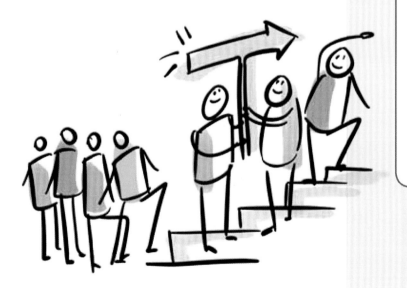

工具箱 1

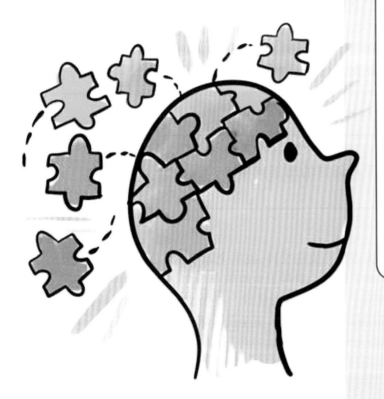

2. 制定研究议程和促进有价值知识的产生、翻译和传播。

> **例如**
>
> - 世界卫生组织研发计划是一项全球战略和防备计划,该计划允许在疾病流行期间快速启动研发活动。其目的是快速跟踪有效检测、疫苗和药物的可获得性,从而挽救生命,避免大规模危机。
>   http://www.who.int/blueprint/en/
>
> - 世界卫生组织的流感公共卫生研究议程提供了反映大流行流感、动物源性流感和季节性流感流行的公共卫生研究优先项目,以减少出现大流行流感的风险,遏制大流行流感、动物源性流感和季节性流感的传播,减少流行产生的影响,优化患者的治疗并促进现代公共卫生工具的开发。
>   http://www.who.int/influenza/resources/research/en/
>
> - 由世界卫生组织制定的中东呼吸综合征冠状病毒(MERS-CoV)研究议程旨在解决该病毒的未知问题,主要集中在 5 个主要研究领域:①病毒的起源与特性;②流行病学与传播;③临床管理与感染预防控制措施;④产品开发与应用;⑤干预的影响和操作性研究。
>   http://www.who.int/emergencies/mers-cov/en/

工具箱 1

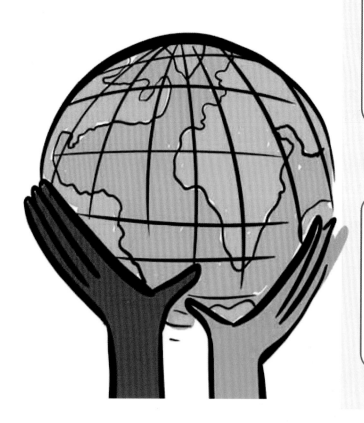

3. 制订规范和标准,促进和监督其实施。

> **例如**
>
> - 世界卫生组织编写了一本袖珍手册,提供了医疗保健机构病毒性出血热的最佳管理实践指南。
>   http：//www. who. int/csr/resources/publications/clinical-management-patients/en/
>
> - 世界卫生组织编写了关于在丝状病毒病暴发期间使用个人防护用品的快速建议指南。
>   https：//www. who. int/csr/resources/publications/ebola/personal-protective-equipment/en/

4. 阐明基于伦理和证据的政策选项。

> **例如**
>
> - 世界卫生组织发表疫苗立场文件,提供全球疫苗和免疫建议,具有国际公共卫生的影响力。世界卫生组织立场文件遵循世界卫生组织免疫战略咨询小组(SAGE)的建议。疫苗立场文件的更新是根据所获得的新的科学证据和公共卫生优先事项。
>   http：//www. who. int/immunization/documents/positionpapers _ intro/en/

工具箱 1

5. 提供技术支持,促进变化,并建立可持续的机构能力。

例如

- 世界卫生组织开发了一个网络平台,提供在线课程,传播传染病知识,改善对流行的防备和反应。课程包括管理流行和公共卫生干预的全球知识,以及特定疾病的知识。
世界卫生组织大规模开放网络课程:
https://openwho.org/

6. 监测健康状况和评估健康趋势。

例如

- 世界卫生组织对传染病进行定期的全球风险评估,评估任何能产生公共卫生影响的事件的风险。

- 世界卫生组织发布通过监测疾病暴发信息所获得的事件的流行病学情况和风险评估的摘要。
http://who.int/csr/don/en/

- 世界卫生组织还通过流行病学周报发布有公共卫生意义的暴发和传染病的流行病学信息。
http://www.who.int/wer/en/

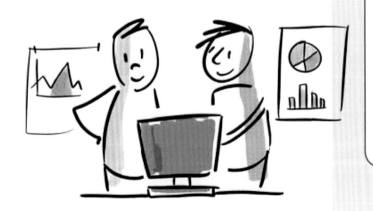

工具箱 1

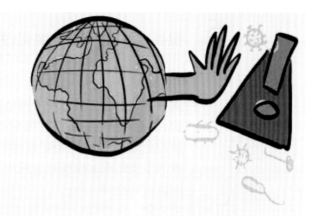

世界卫生组织和《国际卫生条例》的建立：全球公共卫生合作的需要

1830—1847 年欧洲蔓延的霍乱流行是强化传染病外交和公共卫生多边合作的催化剂。他们展示了需要国家间的合作来控制全世界危险疾病的传播，从而导致了 1851 年在巴黎召开的第一次国际卫生会议。世界卫生组织宪章于 1948 年生效，1951 年世界卫生组织会员国通过了 *International Sanitary Regulations*，在 1969 该条例被取代，并更名为 *International Health Regulation*（《国际卫生条例》）。世界卫生组织于 1973 年和 1981 年对《国际卫生条例》进行了较小的修订。

《国际卫生条例》的主要目的是监测和控制 6 种严重传染病，包括霍乱、鼠疫、黄热病、天花、回归热和斑疹伤寒。根据《国际卫生条例》(1969)，只有霍乱、鼠疫和黄热病仍为法定报告传染病，表示这些疾病在成员国领土上发生，则需要报告世界卫生组织。

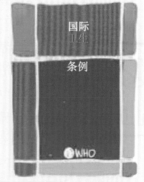

随着跨境旅行和贸易的增加，信息和通信技术的发展，霍乱和鼠疫等古老传染病的死灰复燃，一些新的传染病（如埃博拉病毒病）的出现，以及受《国际卫生条例》(1969) 的限制（仅局限于 3 种疾病，对国家官方报告的依赖性），需要修订条例。世界卫生大会于 2005 年 5 月 23 日通过了《国际卫生条例》(2005)，并于 2007 年 6 月 15 日生效。《国际卫生条例》(2005) 是对全球 196 个国家有约束力的国际法律协议。其目的是预防、控制和应对疾病的国际传播，同时避免不必要的对国际交通和贸易的干涉。

问题和解答：

1. 《国际卫生条例》(1969) 与《国际卫生条例》(2005) 的主要变化是什么？

- 就公共卫生事件而言，《国际卫生条例》(2005) 的范围更广泛，包含的内容更多，所有可能导致严重国际后果的这些事件能被世界卫生组织缔约国尽早发现，并迅速报告给世界卫生组织进行评估，从而使这种可能性最大化。

- 《国际卫生条例》(2005) 明确允许世界卫生组织考虑来自除官方通报和咨询以外来源的信息，以及评估后寻找有关缔约国对特殊事件的核实。

2. 根据《国际卫生条例》(2005)，国家的一般义务是什么？

   《国际卫生条例》(2005) 要求缔约国：

- 指定 IHR 国家归口单位（可以是一个团队）。需要一周 7 天，每天 24 小时在岗。

- 使用决策工具评估其领土内发生的事件，并向世界卫生组织报告可能构成国际关注的所有突发公共卫生事件。

- 对于可能构成国际关注的突发公共卫生事件，应该对要求核实信息的请求做出回应，并对可能国际传播的公共卫生风险作出应对。

工具箱 1

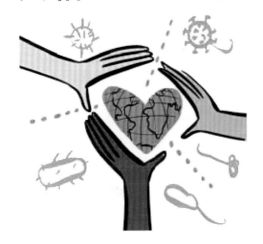

- 建立、加强和维持监测、报告和应对公共卫生事件的能力；在指定的国际机场、港口和陆地过境点提供日常设施、服务、监督和控制活动来防止疾病的国际传播。
- 向世界卫生组织报告在其领土以外的地方发现可导致国际疾病蔓延的公共卫生风险的证据，其特征包括输出/输入人类病例、携带感染或污染的媒介、被污染的货物等。
- 适当实施世界卫生组织推荐的措施。
- 与其他缔约国和世界卫生组织合作并实施《国际卫生条例》（2005）。

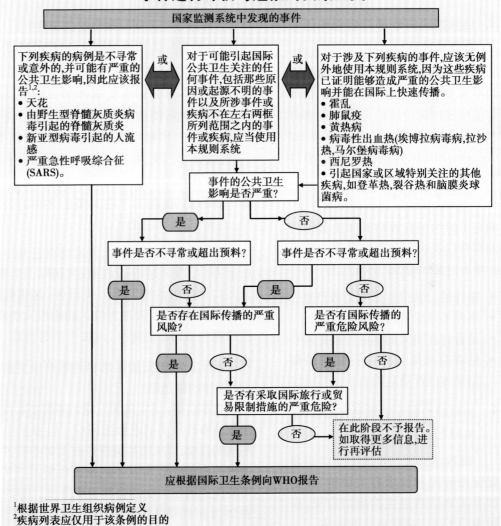

对可能构成国际关注的突发公共卫生事件进行评估与通报的决策工具

国家监测系统中发现的事件

下列疾病的病例是不寻常或意外的，并可能有严重的公共卫生影响，因此应该报告[1,2]：
- 天花
- 由野生型脊髓灰质炎病毒引起的脊髓灰质炎
- 新亚型病毒引起的人流感
- 严重急性呼吸综合征(SARS)。

或

对于可能引起国际公共卫生关注的任何事件，包括那些原因或起源不明的事件以及所涉事件或疾病不在左右两框所列范围之内的事件或疾病，应当使用本规则系统

或

对于涉及下列疾病的事件，应该无例外地使用本规则系统，因为这些疾病已证明能够造成严重的公共卫生影响并能在国际上快速传播。
- 霍乱
- 肺鼠疫
- 黄热病
- 病毒性出血热(埃博拉病毒病，拉沙热，马尔堡病毒病)
- 西尼罗热
- 引起国家或区域特别关注的其他疾病，如登革热，裂谷热和脑膜炎球菌病。

事件的公共卫生影响是否严重？

是　　否

事件是否不寻常或超出预料？　　　事件是否不寻常或超出预料？

是　否　　　是　　　是　否

是否存在国际传播的严重风险？　　是否有国际传播的严重危险风险？

是　否　　　是　否

是否有采取国际旅行或贸易限制措施的严重危险？

是　否　　　在此阶段不予报告。如取得更多信息，进行再评估

应根据国际卫生条例向WHO报告

[1] 根据世界卫生组织病例定义
[2] 疾病列表应仅用于该条例的目的

来源：*Annex 2, International Health Regulations (2005)*

工具箱 1

3. 缔约国应向世界卫生组织通报哪些事件?

根据国际卫生条例,缔约国要向世界卫生组织报告所有被评估为可能构成国际关注的公共卫生事件(Public Health Event of International Concern,PHEIC),同时要考虑事件发生的背景。

条例的附录 2 提供的决策工具,确定了缔约国在评估其领土范围内的事件以及决定是否向世界卫生组织报告时必须遵循的四项标准:

- 事件的公共卫生影响是否严重?
- 事件不寻常或出乎预料吗?
- 是否存在重大的国际传播危险?
- 是否有采取国际旅行和贸易限制措施的严重危险?

4. 如果缔约国评估风险有困难,怎么办?

缔约国有权与世界卫生组织发起保密磋商和征求有关评价、评估和要采取适当卫生措施的意见,以防他们无法完成权威性的评估。

5. 怎样报告以及何时报告这些事件?

- 报告的事件必须经过国家评估后 24 小时内完成报告。

- 报告后还必须对有关事件的详细公共卫生信息持续进行沟通,在可能的情况下,应该包括病例定义、实验室结果、风险的来源和类型;病例数和死亡数、影响疾病传播的条件和采取的卫生措施。

6. 如果缔约国确定了在其领土之外的公共卫生危险,应该怎么办?

缔约国在收到其领土外发现有公共卫生危险的证据后,必须 24 小时内通过《国际卫生条例》国家归口单位向世界卫生组织报告,这些危险可导致国际疾病传播,表现为输入和输出人类病例,可携带感染或污染的媒介,或被污染的物品。

7. 世界卫生组织 能要求缔约国提供更多未报道事件的信息吗?

根据《国际卫生条例》,缔约国需要对世界卫生组织的事件核实请求做出回应。世界卫生组织有明确的授权,可从缔约国获得有关对非官方报告或通讯的核实情况,并从不同来源收集关于其领土内可能构成国际关注的公共卫生事件。缔约国必须在 24 小时内确认世界卫生组织提出的核实要求,并及时提供有关事件状况的公共卫生信息。

8. 有哪些疾病应强制向世界卫生组织报告?

根据《国际卫生条例》(2005),天花、野生型脊髓灰质炎病毒引起的脊髓灰质炎、严重急性呼吸综合征和新亚型病毒引起的人流感等 4 种疾病的所有病例都必须主动向世界卫生组织报告。

9. 何谓核心能力?

- 根据《国际卫生条例》(2005),每个缔约国都需要发展、加强和维护核心公共卫生能力,以进行监测和响应。

- 根据《国际卫生条例》(2005),公共卫生能力的定义是为实现国家卫生安全目标,每个缔约国将采取的必不可少的、根本性的行动作为其主要责任,如

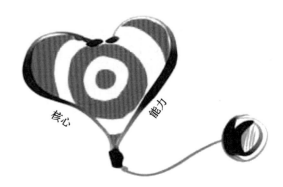

工具箱 1

通过有效的多部门行动来预防疾病传播,发现和调查社区的健康风险(如综合疾病监测系统、实验室服务以及国家、区域和全球网络)。

- 当地(社区)、中层和国家层面的核心能力,以及在指定的国际机场、港口和陆地过境点(ground crossings)所需的主要卫生服务,见《国际卫生条例》(2005)附件1。

10. 对黄热病的具体要求有哪些?

- 作为进入一个国家的条件,旅行者可能需要提供预防接种或黄热病预防措施的证据。

- 缔约国必须指定至少一个黄热病疫苗接种中心。

11. 为什么在入境点发展必要的公共卫生能力会减少公共健康危害的蔓延?

目前机场、港口和陆地过境点——入境点繁忙的交通,可通过人员、运输工具和货物在疾病的国际传播中起关键作用。这就是为什么各国应做好准备,发现和应对任何可能引起国际关注的卫生事件,控制源头风险,限制有关国际旅行和贸易方面不必要的卫生限制,保护旅行者和人类的健康。

12. 在入境点做好防备的指导原则是什么?

- 简单。

- 比例性和实用性,要因地制宜。

- 最小干扰。

- 协作:多部门合作的方法。

- (风险)沟通。

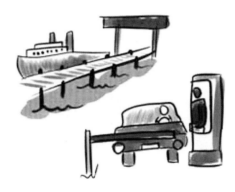

更多的信息:

- International Health Regulations(2005)
  http://www.who.int/ihr/publications/9789241580496/en/

- More information about IHR
  http://www.who.int/ihr/about/en/

- More information about implementing IHR
  http://www.who.int/ihr/procedures/implementation/en/

- More about public health at points of entry:
  http://www.who.int/ihr/ports_airports/en/

- Joint External Evaluation Tool and Process Overview
  http://apps.who.int/iris/bitstream/10665/252755/1/WHO-HSEGCR-2016.18-eng.pdf?ua=1

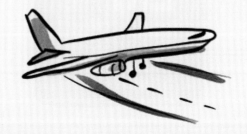

工具箱 1

世界卫生组织紧急应对框架下的事件管理

紧急应对框架（Emergency Response Framework，ERF）是世界卫生组织的一个内部工具，概述了更好应对突发事件的一套程序，紧急应对框架为世界卫生组织工作人员提供了如何管理评估和分级，以及应对有健康后果的公共卫生事件和突发事件的基本指导，来支持成员国和受影响的社区。

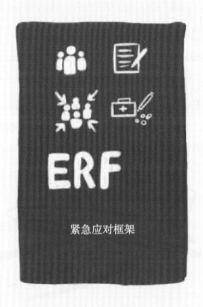

紧急应对框架

突发事件等级

未分级	由世界卫生组织监测但不需要世界卫生组织操作响应的公共卫生事件或突发事件。
一级	单一的国家突发事件需要世界卫生组织做出有限的反应，需要世界卫生组织驻成员国代表处（WHO Country Office，WCO）与成员国之间的合作，但仍然超出通常国家层面的合作。世界卫生组织的大多数应对可以用国内资产进行管理。WCO 要求的组织支持和（或）外部支持是有限的。向 WCO 提供的支持由地区办事处的紧急协调员协调。
二级	一个国家或多个国家的突发事件，需要世界卫生组织作出适度的反应。世界卫生组织要求的反应水平总是超过 WCO 的能力。WCO 要求的组织支持和（或）外部支持是适度的。向 WCO 提供的支持由地区办事处的应急协调员来协调。总部还任命了紧急事务官员来协助组织范围内的支持。
三级	一个国家或多个国家的突发事件需要世界卫生组织作出重大的/最大的响应。WCO 所要求的组织支持和/或外部支持是重要的，需要动员组织范围内的资产。向 WCO 提供的支持由地区办事处的应急协调员来协调。总部也任命了应急人员来帮助协调组织范围内的投入。有时，世界卫生组织的卫生应急规划部（WHE）执行主任和区域主任可以同意在总部设立应急协调员。对于涉及多个区域的事件或突发事件，总部的事件管理支持小组将协调跨区域的应对。

工具箱 1

将风险评估和事态分析与世界卫生组织分级和操作性应对相关联

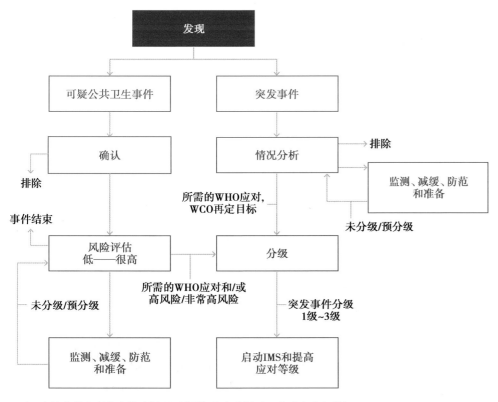

对于急性事件和紧急事件,须在风险评估/事态分析后24小时内进行分级。

来源: *Emergency Response Framework, second edition, WHO*

世界卫生组织的事件内部分级

- 一旦发现事件并向世界卫生组织报告,应对其核实和分析。如果事件得到证实,要进行风险评估。世界卫生组织团队的风险评估可能导致下列情况:

  - 如果风险低或极低,要进行监测、减缓、防范和准备。
  - 对事件进行分级,启动事件管理系统;如果风险高或极高,应提高响应级别。

- 事件分级是世界卫生组织的内部过程,其目的是确定世界卫生组织所需的操作性应对水平。分级考虑了 5 个标准:事件规模、复杂性、紧迫性、在地方和国家层面的应对能力、世界卫生组织的声誉风险。

  - 突发事件分为四级,见左图。

工具箱 1

世界卫生组织通过 ERF 的操作响应

- 评分将触发世界卫生组织应急程序和响应管理活动。评分将启动事件管理系统（Incident Management System，IMS），该系统是公认的应急管理最佳实践。它简单、灵活，适用于任何情况：可以应用于小的、简单的事件，也可以适用于大规模的复杂事件。提升或降低响应的措施应迅速，以适应不断变化的需求。

- 事件管理系统是在普通组织结构内操作的机构、设备、人员、程序和通信的组合。它具有：
  - 提高互操作性的共同术语和结构。
  - 澄清角色和责任。
  - 信息流和资源。
  - 快速动员、资源部署和跟踪。

- 事件管理系统包括：
  - 确定首要目标（如阻断病原体的传播）。

  - 为各项职能活动制定具体的、可测量的目标。
  - 制定战略和发布计划、指南、程序和协议。
  - 分配任务。
  - 建立评价过程。

- 世界卫生组织 已将事件管理系统调整为 6 个关键功能：领导、伙伴协调、信息和规划、卫生管理和技术知识、管理支持和后勤、财务和行政。

- 世界卫生组织应用"无悔"政策（no regret policy），就是"宁愿在关键功能方面因使用资源过多而导致错误，也不要因资源过少而冒失败之风险"。就金融资源而言，世界卫生组织代表和（或）事件管理者增加了批准支出的权限。在发生突发事件的头 3 个月，可从突发事件应急基金（Contingency Fund for Emergency，CFE）或者地区办事处快速应对账户立即获得资金。

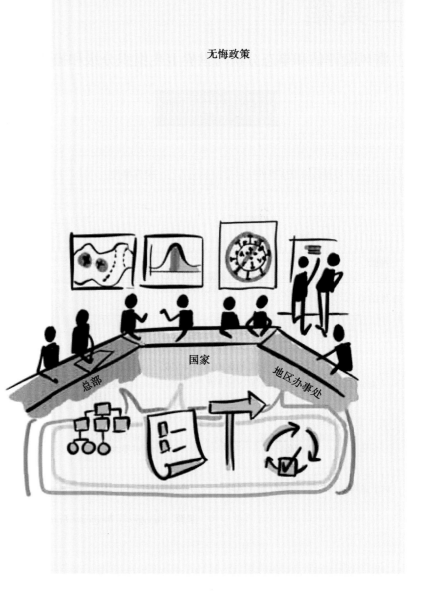

无悔政策

总部　　　国家　　　地区办事处

世界卫生组织的事件管理系统组织结构：关键功能与子功能

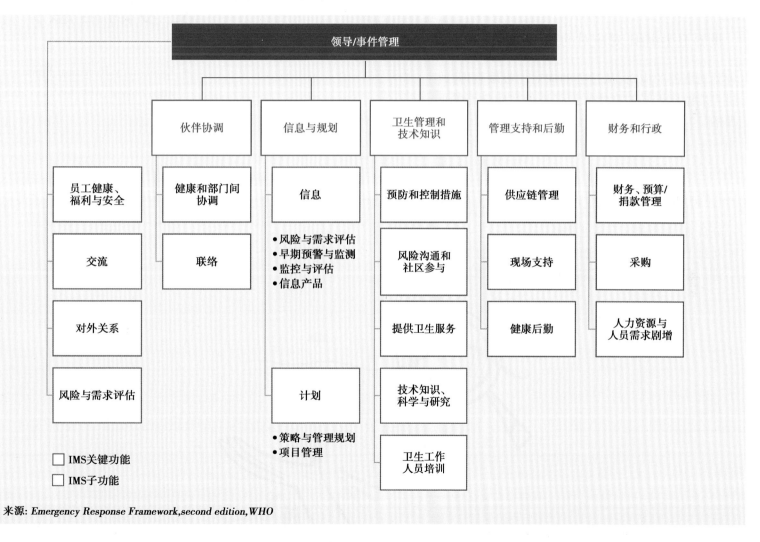

来源：*Emergency Response Framework, second edition, WHO*

工具箱 1

世界卫生组织 对应对的监控：成功的标准

- 评估对事件的应对，从过去的应对中吸取教训，改进可能做得更好的事情并加强最佳实践是至关重要的。

- 对 2 级和 3 级突发事件，应监测世界卫生组织的绩效标准和关键绩效指标。
  - 应该使用紧急应对框架监测工具来监测绩效标准。使用 ERF 监测工具的任务由驻成员国办事处负责，并由地区办事处监督。
  - 对每个应对项目的关键绩效指标（不超过 8 项）进行逐案商定（如病死率，疫苗接种覆盖率等）。

更多的信息：

- Emergency Response Framework：
  http://www.who.int/hac/about/erf/en/

（邹艳 译）

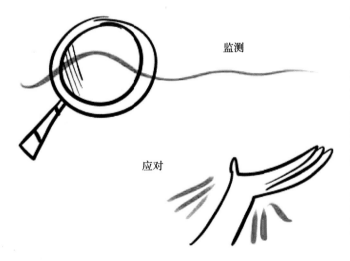

监测

应对

工具箱 2

疫苗供应国际协调小组

什么是国际协调小组?

- 国际协调小组(International Coordination Group,ICG)于 1997 年成立,是继非洲重大脑膜炎暴发后作为一种机制,来管理和协调在重大暴发期间向各国提供应急疫苗和抗生素。

- ICG 监测霍乱、脑膜炎和黄热病疫苗的安全全球库存水平,以确保在发生暴发时能提供足够的疫苗以应对疾病暴发。

- ICG 与合作伙伴一起,改进流行防备和应对的合作和协调。

- ICG 致力于预测疫苗库存,通过其网络或合作伙伴协商疫苗价格,评价干预措施和处理疾病的标准协议。

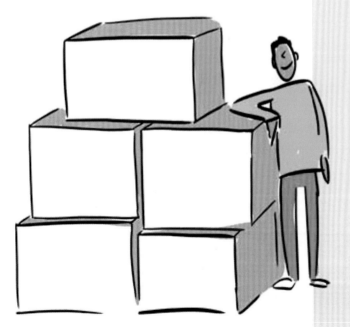

工具箱 2

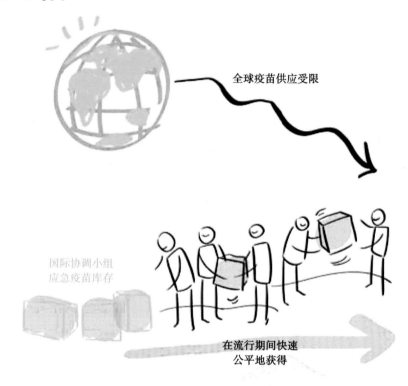

全球疫苗供应受限

国际协调小组
应急疫苗库存

在流行期间快速
公平地获得

为什么需要这样的机制?

虽然脑膜炎、黄热病和霍乱的暴发是不可预知的事件,但这些疾病可以通过及时使用疫苗来控制。疫苗可预防的疾病通常会影响高危地区的人群,因为他们获得疫苗会受到限制。疫苗可能需要几个月才能生产出来,而且在紧急情况下所需的疫苗数量并不一定能得到保障。由此产生的疫苗短缺对在需求高峰期如何分配有限的疫苗带来了难题。对尼日利亚大规模脑膜炎暴发后的及时应对,公共卫生组织发现自己没有准备好,这就是为什么在 1997 年建立 ICG 机制的原因。

ICG 的任务是什么?

- ICG 的核心任务是在暴发期间确保能公平地获得霍乱疫苗、脑膜炎疫苗、黄热病疫苗。

- ICG 机制旨在确保及时和有针对性地使用疫苗,以便在最需要时将疫苗作为有效的暴发应对措施。

- ICG 还管理全球应急疫苗储备,并与生产商合作,确定其规模和构成,目标是确保应急物资有充足的库存供应急应对之用。

ICG 机制的指导原则是什么?

有三项原则来指导机制:

- **公平**:基于公共卫生优先权的疫苗分配。

- **快速和及时的获得**:在既定时间范围内分发疫苗来控制暴发。

- **独立性**:所作的决定独立于任何政治或经济,而以改善公共卫生为唯一目标。

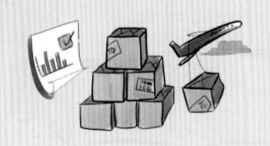

工具箱 2

谁是 ICG 的合作伙伴?

ICG 由 4 个成员机构组成。

- 红十字会与红新月会国际联合会(International Federation of the Red Cross and Red Crescent Societies,IFRC)—— 在促进社区健康、动员当地社会和资源方面有强有力的国家影响力,并在灾害和流行病期间向各国提供支持。

- 无国界医生(Médecins sans Frontières,MSF)——是一个独立的、基于现场的非政府组织,在紧急情况下为弱势人群提供医疗保健。

- 联合国儿童基金会(United Nations Children's Fund,UNICEF)—— 进行大规模疫苗采购和运送,并在特别注重社会动员和冷链的国家提供行动规划和实施方面的技术支持。

- 世界卫生组织——为各国提供全球公共卫生咨询和技术支持。在疾病暴发期间,世界卫生组织专注于疫苗储备管理、监测、防备和对疾病暴发的应对。

额外的专业知识和技术建议由下列合作伙伴分别提供,包括预防医学机构(Agence de médecine preventive,AMP)、Epicentre 公司、GAVI 疫苗联盟、世界卫生组织合作中心,美国疾病预防控制中心(US Centers for Disease Control,CDC)和欧洲共同体人道主义办公室(European Community Humanitarian Office,ECHO)。疫苗制造商、疫苗设备供应商和捐赠机构也参与 ICG 运行。

通过 ICG 可以获得哪些疫苗储备?

现已建立了 ICG 旨在提供霍乱、脑膜炎和黄热病的疫苗。

霍乱

脑膜炎

黄热病

工具箱 2

一个国家如何获得紧急疫苗储备？

- 世界上任何国家面临任何疾病的流行时，国家的要求能满足 ICG 发放疫苗库存的标准，则可获得疫苗安全库存。

- 第一步，国家必须填写标准申请表并向 ICG 秘书处提出请求。

- 然后世界卫生组织 ICG 秘书处将此请求分发给合作伙伴进行审查和评估。必要时，会向请求国发回要求报告额外的信息。一旦提供了所有必要的信息，在快速咨询和评估过程后，会在 48 小时内将提供疫苗和其他物品的决定通知请求国。

- 如果获得批准，联合国儿童基金会采购疫苗和注射材料，并组织向该国运送疫苗，最好在 7 天内实施。

- 评估请求时要考虑到流行病学情况、疫苗接种战略、当事国已有的库存和流行应对措施的操作方面。

从请求获得疫苗到交货的时间

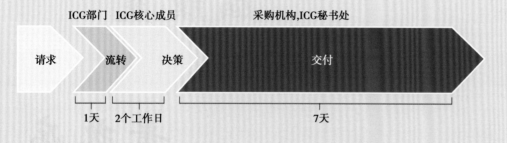

更多的信息：

- General information on the ICG：
  http：//www. who. int/csr/disease/icg/en/

- Application forms and guidelines for Cholera：
  http：//www. who. int/csr/disease/icg/cholera/en/

- Application forms and guidelines for Meningitis：
  http：//www. who. int/csr/disease/ meningococcal/icg/en/

- Application forms and guidelines for Yellow fever：
  http：//www. who. int/csr/disease/icg/yellow-fever/en/

（邹艳 译）

工具箱 3

实验室诊断和感染性物质运输表

表 1　标本采集和保存

需记录的信息：患者信息、流行病学 ID 编号、样品采集日期、实验室 ID 号和临床/流行病学信息				
综合征	疾病	首选标本类型和样本体积（最小）*	标本采集材料	标本保存
急性腹泻综合征	霍乱	• 腹泻标本 • 直肠拭子 • 培养分离物	• 粪便标本容器 • 拭子的 Cary Blair 转运培养基 • 如果没有 Cary Blair，可用滤纸，将腹泻样本涂在滤纸上	• 室温下可置 4 小时，冷藏时可储放更长 • Cary Blair 样本可常温保存 • 在干燥滤纸上的标本可在室温下储存 • 在湿润滤纸上的标本可在室温下储存 • 分离培养物的菌株： • 试管中的固体非选择性培养基可在室温下储存几天 • 库存琼脂培养基在室温下培养
急性出血热	克里米亚-刚果出血热	• 用 EDTA 收集全血（2.5ml）（替代血清） • 冷冻组织标本 • 其他：甲醛固定的组织或石蜡包埋的组织 对于血清学检测，强烈推荐急性期和恢复期标本	• EDTA 管 • 血清分离管 • 肝素可干扰 PCR 试剂和试验	• <24 小时：室温 • >24~72 小时：0~4℃ • 长期储存： 　-20℃或-70℃（首选）

工具箱 3

表 1   标本采集和保存(续)

需记录的信息：患者信息、流行病学 ID 编号、样品采集日期、实验室 ID 号和临床/流行病学信息				
综合征	疾病	首选标本类型和样本体积(最小) *	标本采集材料	标本保存
急性出血热	登革热	• 全血(血清/血浆-1ml)	• 血清分离器管 • RT-PCR 检测可采用枸橼酸盐和肝素抗凝血浆 • EDTA 可干扰 PCR 试剂和检测	• <24 小时:室温 • >24~72 小时:0~4℃ • 长期储存: −20℃或−70℃(首选)
	埃博拉病毒病	• 用 EDTA 收集全血(1ml)(替代血清) • 从死亡患者收集唾液 • 其他:甲醛固定的组织或石蜡包埋的组织 对于血清学检测,强烈推荐急性期和恢复期标本	• EDTA 试管 • 肝素可干扰 PCR 试剂和试验 • 涤纶/聚酯拭子,棉签头部储存在通用运送培养基中	• <24 小时:室温 • >24~72 小时:0~4℃ • 长期储存: −20℃或−70℃(首选)
	拉沙热	• 用 EDTA 收集全血(2.5ml)(替代血清) • 冷冻组织标本 • 其他:甲醛固定的组织或石蜡包埋的组织 对于血清学检测,强烈推荐急性期和恢复期标本	• EDTA 试管 • 血清分离管 • 肝素可干扰 PCR 试剂和试验	• <24 小时:室温 • >24~72 小时:0~4℃ • 长期储存: −20℃或−70℃(首选)
	马尔堡病毒病	• 用 EDTA 收集全血(2.5ml)(替代血清) • 从死亡患者收集唾液 • 其他:甲醛固定的组织或石蜡包埋的组织 对于血清学检测,强烈推荐急性期和恢复期标本	• EDTA 试管 • 血清分离管 • 肝素可干扰 PCR 试剂和试验	• <24 小时:室温 • >24 小时~72 小时:0~4℃ • 长期储存: −20℃或−70℃(首选)
	裂谷热	• 用 EDTA 收集全血(2.5ml)(替代血清) • 冷冻组织标本 • 其他:甲醛固定的组织或石蜡包埋的组织 对于血清学检测,强烈推荐急性和恢复期标本	• EDTA 试管 • 血清分离管 • 肝素可干扰 PCR 试剂和试验	• <24 小时:室温 • >24~72 小时:0~4℃ • 长期储存: −20℃或−70℃(首选)
	黄热病	• 全血(血清-1ml) • 其他:推荐采集尿液(10ml),但尿液不是已验证的标本类型	• EDTA 试管 • 血清分离管 • 无菌尿收集管	• <24 小时:室温 • >24~72 小时:0~4℃ • 长期储存: −20℃或−70℃(首选)

工具箱 3

表 1 标本采集和保存（续）

需记录的信息：
患者信息、流行病学 ID 编号、样品采集日期、实验室 ID 号和临床/流行病学信息

综合征	疾病	首选标本类型和样本体积（最小）*	标本采集材料	标本保存
急性黄疸综合征	钩端螺旋体病	• 全血（250μl） • 血清（250μl） • 脑脊液（250μl） • 尿液（10ml） • 分离物和接种临床标本的培养基（血液、组织和尿液）	• 血液标本应收集在 EDTA 或枸橼酸钠管中 • 采集的血液标本加肝素是不可接受的	• 培养物应存放在室温下 • 临床标本应在-20℃下冷冻保存 • 血清储存在 4℃
急性神经系统综合征	脑膜炎球菌脑膜炎	• 血液（成人：5~10ml；儿童：1~3ml） • 脑脊液（-3ml） • 任何正常无菌部位（心包液）和/或紫癜性皮肤病变的抽吸物或活检	• 脑脊液： 　- 1 只干燥试管和 1 只冰冻管（PCR 检测用） 　- 如果干燥试管在 2 小时内不处理，则接种到 T-I 培养基 • 血液：采集的血液在血液肉汤增菌液中稀释，以获得血液培养物。应将标本立即接种在血液培养瓶内（1 分钟内）	• 脑脊液用干燥管保存：室温 • 脑脊液用冷冻管保存：冷藏，用冷链运送 • CSF 分离物：在-20℃冷藏，以做进一步检测 • TI 培养基瓶不应冷冻。在接种前，应将 T-I 培养基瓶放在冰箱里冷藏。一旦接种，T-I 瓶应保持在室温下。如果接种的 TI 瓶当天不运送，则必须通气 • 应保护接种的血液培养基，通过运输载体和热绝缘体（如挤塑聚苯乙烯泡沫塑料）防止温度过低或过高（<18℃或>37℃） • 接种的血培养瓶不应放置在冰箱中

工具箱 3

表 1   标本采集和保存（续）

需记录的信息： 患者信息、流行病学 ID 编号、样品采集日期、实验室 ID 号和临床/流行病学信息				
综合征	疾病	首选标本类型和样本体积（最小）*	标本采集材料	标本保存
急性呼吸综合征	炭疽病	• 全血 • 皮肤病变渗出物 • 胸腔积液 • 脑脊液（CSF） • 直肠拭子 • 腹水 • 活检或尸检组织	• 血液标本应收集在 EDTA 或枸橼酸钠管中（不含肝素） • 用甲醛固定组织做免疫组化法（IHC）检测	• 大多数标本可在 2~8℃ 运送 • 新鲜组织应冷冻运送，固定的组织可在室温下运送
	流行性感冒	• 病毒分离株 • 呼吸道临床标本（如鼻咽拭子、鼻拭子、咽拭子、鼻抽提物、鼻冲洗物、下呼吸道标本、支气管灌洗液） • 核酸（1ml） 对疑似禽流感患者的标本：除上呼吸道标本外，还应收集下呼吸道标本	• 涤纶/聚酯拭子与通用运送培养基	• 收到冷藏的涤纶拭子或标本在处理前可冷藏（2~8℃）达 72 小时 • 涤纶拭子和任何残留标本储放在 -70℃ 以下 • 涤纶拭子或尽管在采集 72 小时内检测新鲜标本易于检出，但冷冻标本也可以检出： 　- 如果在 2~8℃ 储存 72 小时内不可能对新鲜标本进行检测，则该样品可在 ≤-70℃ 下冷冻，待检 　- 收到冷冻的标本，应存放在 ≤-70℃ 直至处理 　- 将任何残留标本存放在 ≤-70℃ 　- 用干冰运送提取的 RNA 和冷冻标本

工具箱 3

表 1　标本采集和保存(续)

需记录的信息:
患者信息、流行病学 ID 编号、样品采集日期、实验室 ID 号和临床/流行病学信息

综合征	疾病	首选标本类型和样本体积(最小) *	标本采集材料	标本保存
急性呼吸综合征	**鼠疫**	• 腺鼠疫:腹股沟淋巴结炎抽提物,细菌运送培养基中的拭子(如 Cary Blair 培养基) • 肺鼠疫:痰液,细菌运送培养基拭子(如 Cary Blair 培养基) • 用于血清学检测的血液 标本应在疾病急性期采集,最好在抗生素治疗开始前采集	• 新鲜或冷冻:拭子、活组织检查、涂片标本(touch prep slide)、甲醛固定的组织或石蜡块 • 拭子用尼龙、聚酯或涤纶材料制成	• 在 2~8℃储存
	中东呼吸综合征	• 下呼吸道: 　- 痰 　- 抽吸物 　- 灌洗液 • 上呼吸道: 　- 鼻咽和口咽拭子 　- 鼻咽部冲洗液 　- 鼻咽部抽吸物 • 血清(1ml) 建议采集上呼吸道和下呼吸道标本	• 涤纶、聚酯拭子,通用运送培养基 • 血液:EDTA	• <24 小时:室温 • >24~72 小时:0~4℃ • 长期储存: 　-20℃或-70℃(首选)

工具箱 3

表 1　标本采集和保存（续）

需记录的信息： 患者信息、流行病学 ID 编号、样品采集日期、实验室 ID 号和临床/流行病学信息				
综合征	疾病	首选标本类型和样本体积（最小）*	标本采集材料	标本保存
急性皮肤综合征	皮肤炭疽	• 皮损渗出物 • 活检或尸检组织 • 其他： 　– 全血 　– 胸膜液 　– 脑脊液（CSF） 　– 直肠拭子 　– 腹水	• 将血液标本收集在 EDTA 或枸橼酸钠管中（不含肝素） • 用甲醛固定组织做组织免疫组化（IHC）检查	• 大多数标本可在 2~8℃ 运送 • 新鲜组织应冷冻运送 • 固定的组织应在室温下运送
	猴痘	• 病变组织的液体和（或）材料： 　– 疱疹/脓疱疹或其液体 　– 痂，痂皮 • 可选但不首选：血液（0.5ml）	• 非手持端拭子可存放在无菌容器中 • 首选干拭子，但可以加入小量病毒运送培养基	• 4℃保存，72 小时内运送
	天花	• 皮损痂 • 脓疱液（0.5ml）	• 非手持端拭子可存放在无菌容器中 • 首选干拭子，但可以加入小量病毒运送培养基	• 4℃保存，72 小时内运送

工具箱 3

表 1　标本采集和保存(续)

需记录的信息：患者信息、流行病学 ID 编号、样品采集日期、实验室 ID 号和临床/流行病学信息				
综合征	**疾病**	**首选标本类型和样本体积(最小)** *	**标本采集材料**	**标本保存**
急性发热和皮疹	**基孔肯雅热**	• 全血、血清(静脉血 4~5ml) • 其他： 　- 推荐采集尿标本，但并非已验证的标本类型 　- 脑膜脑炎病例的脑脊液 　- 关节炎积液伴滑膜液 　- 尸体解剖材料——血清或可用组织	• EDTA 管 • 血清分离管 • 无菌尿收集管	• 0~4℃保存
	寨卡病毒病	• 全血、血清、血浆(静脉血 4~5ml) • 尿 • 脑脊液(0.25ml) • 其他：精液	• EDTA 管 • 血清分离管 • 无菌尿液收集管	• 0~4℃储存 • >48 小时，血清应分离

* 应在急性期采集标本供检测用。检测结果与从发病到采集标本的时间高度相关。因此，需要采集多份标本来证实/排除诊断。

工具箱 3

表 2   感染性物质的实验室诊断和运输

综合征	疾病	确证检测类型*	平均检测结果周转时间	鉴别诊断	运输分类:基于国际运输货物分类**
急性腹泻综合征	霍乱	• 现场使用的 RDT(需要额外的确认) • PCR、多位点可变数目串联重复序列分析(MLVA)、测序 • 培养 • 抗生素敏感性试验	• PCR:24~48 小时 • 培养和敏感性试验:可达 8 周	• 阿米巴痢疾 • 隐孢子虫病 • 贾第虫病 • 志贺菌病 • 大肠杆菌(肠产毒性和肠出血性) • 病毒性胃肠炎(诺瓦克样病毒和轮状病毒) • 沙门菌病 • 弯曲杆菌	• UN3373-生物学物质 • 包装说明 650
急性出血热综合征	克里米亚-刚果出血热	• 反转录聚合酶链反应(RT-PCR) • 酶联免疫吸附试验(ELISA) • 抗原检测 • 血清中和试验 • 通过细胞培养分离病毒	• PCR:24 小时 • ELISA:72 小时	• 汉坦病毒 • 南美沙粒病毒 • 蜱传黄病毒 • 基孔肯雅热病毒 • 西尼罗病毒 • 辛德毕斯病毒 • 侵袭性脑膜炎球菌病	• UN2814 感染人类的感染性物质 • 包装说明 620
	登革热	• 反转录聚合酶链反应(RT-PCR) • 抗原检测 • 血清学:IgM、RDTs • 病毒分离	• PCR:24 小时 • ELISA:72 小时		• 培养: – UN2814 – 感染人类的感染性物质 – 包装说明 620 • 临床诊断标本: – UN3373 – 生物物质 – 包装说明 650

工具箱 3

表 2　感染性物质的实验室诊断和运输（续）

综合征	疾病	确证检测类型*	平均检测结果周转时间	鉴别诊断	运输分类：基于国际运输货物分类**
急性出血热综合征	埃博拉病毒疾病	• 反转录聚合酶链反应（RT-PCR） • 酶联免疫吸附试验（ELISA） • 抗原检测（RDT） • 通过细胞培养分离病毒	• PCR：24 小时 • ELISA：72 小时	• 汉坦病毒 • 南美沙粒病毒 • 蜱传黄病毒 • 基孔肯雅热病毒 • 西尼罗病毒 • 辛德毕斯病毒 • 侵袭性脑膜炎球菌病	• UN2814 感染人类的感染性物质 • 包装说明 620
	拉沙热	• 反转录聚合酶链反应（RT-PCR） • 酶联免疫吸附试验（ELISA） • 通过细胞培养分离病毒	• PCR：24 小时 • ELISA：72 小时		• UN2814 感染人类的感染性物质 • 包装说明 620
	马尔堡病毒病	• 反转录聚合酶链反应（RT-PCR） • 酶联免疫吸附试验（ELISA） • 通过细胞培养分离病毒	• PCR：24 小时 • ELISA：72 小时		• UN2814 感染人类的感染性物质 • 包装说明 620

工具箱 3

表 2   感染性物质的实验室诊断和运输(续)

综合征	疾病	确证检测类型*	平均检测结果周转时间	鉴别诊断	运输分类:基于国际运输货物分类**
急性出血热综合征	裂谷热	• 反转录聚合酶链反应 (RT-PCR) • 酶联免疫吸附试验 (ELISA) • 通过细胞培养分离病毒	• PCR:24 小时 • ELISA:72 小时	• 汉坦病毒 • 南美砂粒病毒 • 蜱传黄病毒 • 基孔肯雅热病毒 • 西尼罗病毒 • 辛德毕斯病毒 • 侵袭性脑膜炎球菌病	• 培养: − UN2814-感染人类的感染性物质 − 包装说明 620 • 临床诊断标本: − UN3373-生物物质 − 包装说明 650
	黄热病	• 反转录聚合酶链反应 (RT-PCR) • 酶联免疫吸附试验 (ELISA) • 中和试验 • 通过细胞培养分离病毒	• PCR:24 小时 • ELISA:10 天 • 蚀斑减少中和试验 (PRNT):可达 2 周		• 培养: − UN2814-感染人类的感染性物质 − 包装说明 620 • 临床诊断标本: − UN3373-生物物质 − 包装说明 650
急性黄疸综合征	钩端螺旋体病	• 血清学:显微镜凝集试验 (MAT)——微凝集试验 • 分子:聚合酶链反应 (PCR) • 显微镜检查	• 2 周 • 从临床标本初步分离需要长达 6 个月	• 甲型——戊型肝炎 • 巨细胞病毒 • EB 病毒 • 其他黄病毒	• UN3373-生物物质 • 包装说明 650
	黄热病	• 反转录聚合酶链反应 (RT-PCR) • 酶联免疫吸附试验 (ELISA) • 中和试验 • 通过细胞培养分离病毒	• PCR:24 小时 • ELISA:10 天 • 蚀斑减少中和试验 (PRNT):可达 2 周		• 培养: − UN2814-感染人类的感染性物质 − 包装说明 620 • 临床诊断标本: − UN3373-生物物质 − 包装说明 650

工具箱 3

表 2   感染性物质的实验室诊断和运输（续）

综合征	疾病	确证检测类型*	平均检测结果周转时间	鉴别诊断	运输分类:基于国际运输货物分类**
急性神经系统综合征	**脑膜炎球菌脑膜炎**	• 细菌培养 • PCR	• 细菌培养:4~5 天 • PCR:48 小时	• 流感嗜血杆菌 • 肺炎球菌 • 肠道病毒性脑膜炎 • 疟疾 • 脊髓灰质炎 • 狂犬病和其他狂犬病毒属病毒 • 非洲锥虫病 • 脑膜脑炎 • 蜱传脑炎病毒 • 流行性乙型脑炎	• UN3373-生物物质 • 包装说明 650

急性呼吸综合征	**炭疽**	• 细菌培养
		• PCR
		• 免疫组化法（IHC）
		• 毒素检测
			• PCR:48 小时
			• 细菌培养、毒素检测:1~2 周
				• 白喉
				• 汉坦病毒肺综合征
				• 支原体
				• 军团菌病
				• 呼吸道合胞病毒
				• 百日咳
				• 其他呼吸道病毒
					• 培养:
					  – UN2814-感染人类的感染性物质
					  – 包装说明 620
					• 临床诊断标本:
					  – UN3373-生物物质
					  – 包装说明 650

	流行性感冒	• PCR
		• 病毒分离
		• 血凝抑制试验（HAI）
			• PCR:24 小时
			• 血凝抑制试验:72 小时
			• 病毒培养:1~2 周
					• 禽流感和疑似禽流感/大流行流感的病毒培养
					  – UN2814-感染人类的感染性物质
					  – 包装说明 620
					• 临床诊断标本:
					  – UN3373-生物物质
					  – 包装说明 650

工具箱 3

表 2   感染性物质的实验室诊断和运输（续）

综合征	疾病	确证检测类型*	平均检测结果周转时间	鉴别诊断	运输分类：基于国际运输货物分类**
急性呼吸综合征	鼠疫	• 快速试纸条法 • PCR • ELISA IgM • 细菌培养 • 直接免疫荧光法（DFA）	• PCR：24 小时 • 细菌培养：1 周	• 白喉 • 汉坦病毒肺综合征 • 支原体 • 军团菌病 • 呼吸道合胞病毒 • 百日咳 • 其他呼吸道病毒	• 培养 　– UN2814-感染人类的感染性物质 　– 包装说明 620 • 临床诊断标本： 　– UN3373-生物物质 　– 包装说明 650
	中东呼吸综合征	• 分子：至少 2 个基因靶点 PCR 阳性：筛选试验（如上游 E 或 N 基因 NAAT）和确证试验（如 ORF 1a，ORF 1b 或 N 基因 NAAT） • 血清学：免疫荧光试验、血清中和试验、蛋白质微阵列技术、基于重组核衣壳（N）和突起蛋白（S）的间接酶联免疫吸附试验（ELISA）和基于反转录病毒假颗粒的中和试验	• PCR：24 小时 • 间接免疫荧光法（IFA）：24 小时 • 酶联免疫吸附试验和微量中和试验：1～3 天		• UN3373-生物物质 • 包装说明 650

工具箱 3

表 2　感染性物质的实验室诊断和运输（续）

综合征	疾病	确证检测类型*	平均检测结果周转时间	鉴别诊断	运输分类：基于国际运输货物分类**
急性皮肤综合征	皮肤炭疽	• 细菌培养 • PCR • 免疫组化法（IHC） • 毒素检测	• 2 周	• 水痘 • 疱疹 • 肠道病毒 • 麻疹 • 药物过敏 • 细菌性皮肤感染	• 培养 　– UN2814-感染人类的感染性物质 　– 包装说明 620 • 临床诊断标本： 　– UN3373-生物物质 　– 包装说明 650
	猴痘	• PCR	• 24 小时		• UN2814-感染人类的感染性物质 • 包装说明 620
	天花	• PCR	• 24 小时		• UN2814-感染人类的感染性物质 • 包装说明 620
急性发热和皮疹	基孔肯雅热	• PCR • 血清学 • 病毒培养	• PCR：24 小时 • ELISA：2~5 天 • 病毒分离：≤8 天	• 钩端螺旋体病 • α 病毒感染 • 登革热 • 疟疾 • 脑膜炎 • 感染后关节炎（如风湿热） • 侵袭性脑膜炎球菌病	• 临床诊断标本： 　– UN3373-生物物质 　– 包装说明 650
	寨卡病毒病	• PCR • 血清学 • 中和试验	• PCR：24 小时 • ELISA：2~5 天		• 临床诊断标本： 　– UN3373-生物物质 　– 包装说明 650

* 必须考虑诊断产品的设计和性能，以确保试验是安全和有效的。

** 国家运输安全措施不变

（邹艳　译）

工具箱 4

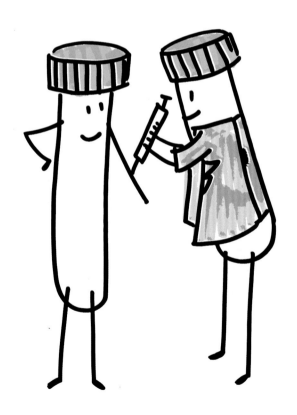

感染性物质的运输

这个工具箱强调了关于 2017—2018 年感染性物质运输规章指导的一些重要特征（世界卫生组织,2017）。

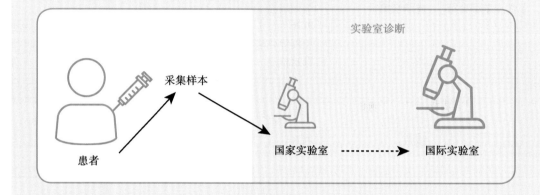

感染性物质:定义

出于运输目的,感染性物质是指那些已知或有理由认为含有病原体的物质。病原体是指能引起人或动物疾病的微生物(包括细菌、病毒、立克次体、寄生虫、真菌)和其他病原体(如朊毒体)。

这个定义适用于所有标本,但明确排除的标本除外:

- 培养物。
- 患者标本。
- 生物学产品。
- 遗传修饰微生物和生物体。
- 医疗或临床废弃物。

全文可见:http://www. who. int/ihr/publications/WHO-WHE-CPI-2017. 8/en/

工具箱4

分类

《危险品条例》(Dangerous Goods Regulations)第6.2款中有感染性物质分类,并根据危害分类及其组成确定合适的运输名称(UN 2814,UN 2900,UN 3291或UN 3373)。

感染性物质分为以下几类:

- **A类**- 以某种形式运输的感染性物质,当发生暴露时,可造成健康的人或动物发生永久性残疾、威胁生命或致死性疾病。
- **B类**- 不符合A类标准的感染性物质。
- **例外的情况。**

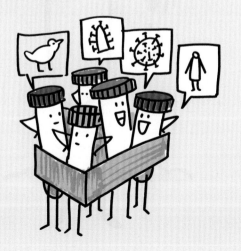

运输货物的一般准备

由于A类感染性物质(UN 2814和UN 2900)和B类感染性物质(UN 3373)造成的危害不同,对这两类物质的包装、标签和单据要求也有差异。

注1:国际航空公司承运人严格禁止徒手运送A类和B类感染性物质和使用外交邮袋运送此类物质。

注2:含有感染性物质的内包装不得与含有不相关货物的内包装固定在一起。

感染性物质的托运人应确保所准备的包装能使感染性物质完好地到达目的地,并在运输过程中不会对人员或动物造成危害。

基本的三重包装系统

这个包装系统应用于所有感染性物质,包括以下三层:

- 主容器。一种防水、防漏的主容器。容器用足够的吸收性材料包裹,可以吸收所有在破损或泄漏情况下的液体。
- 中层包装。中层用耐用、防水、防漏的包装,把容器装入其中并对其提供保护作用。可将几个加缓冲衬垫的主容器放置在中层包装中,但应使用足够的其他吸收性材料,以便在破损或泄漏情况下可以吸收所有液体。
- 外包装。中层包装放置在外部运输包装中,并加用合适的缓冲材料。外包装应能保护其内容物在运输途中不受外界影响,如遭受物理损伤。外包装最小总尺寸为10cm×10cm。

每个完整的包裹通常需要有正确的运输标记、标签,必要时还应附上相应的装运单据。对A类感染性物质有专门的包装、标签和单据要求,对B类物质限制较小。

合装

- 对于这两个类别,都可以使用合装。
- "合装"这一术语是指将多个包组合成一个单元,并由单个托运人发送到同一目的地。当制冷剂用于保护内容物时,合装件可包括绝热容器或保温瓶。当采用合装时,外包装上应标明所需的标记和标签,并必须在合装件的最外层上重复标明。这一要求适用于A类和B类的感染性物质。合装件上还需标上"合装"字样。
- 不能仿制合装件上的联合国规范标识,这一点非常重要。

工具箱 4

包装材料的再利用

运输包装可以重复使用。如果托运人计划重新使用包裹,必须经过严格消毒。在重复使用包装前,托运人必须确保所有的标记和标签都符合实际装运的货物。如果托运人计划装运空包装,则所有不适用的标记和标签必须被移除或覆盖。在空包装返回给托运人前,或发送到别处,必须经过适当的消毒或灭菌,以杜绝任何危害。如有标签或标记表明含有感染性物质,应予以清除或覆盖。

制冷剂

- 在运输过程中,制冷剂可用于稳定 A 类和 B 类的感染性物质。
- 需要冷藏包装的感染性物质应符合 2017—2018 年感染性物质运输规章指导中所述的相应要求。

培训

- 《危险货物条例》要求所有参与运输的人员接受适当的培训。
- 对于 A 类感染性物质的运输,相关人员必须按照示范要求接受训练。培训可以包括参加批准的课程学习和通过考试。
- 对于 B 类感染性物质的运输,要求向用户提供关于包装使用的明确说明;这被认为是对这些物质运输的充分"培训"。然而,如果这些标本与其他危险货物(如可燃液体、放射性物质、液化气)一起运送,相关人员必须在正确的运输过程方面接受训练。

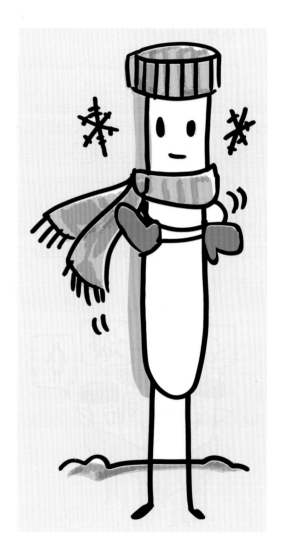

工具箱4

转运

- 托运人有责任确保所有待运感染性物质进行正确的分类、包装、标签和记录。

- 对感染性物质的高效运输和转运需要发货人、承运人和收货人之间的良好协调，以确保这些物质能安全运输，并准时、完好地到达。这种协调有赖于完善的沟通机制以及三方之间已建立的良好工作关系。

  感染性物质运输链的主要参与者是：

  - 发货人
  - 承运人
  - 收货人

  各自责任和义务说明可从2017—2018年感染性物质运输规章指导中找到。

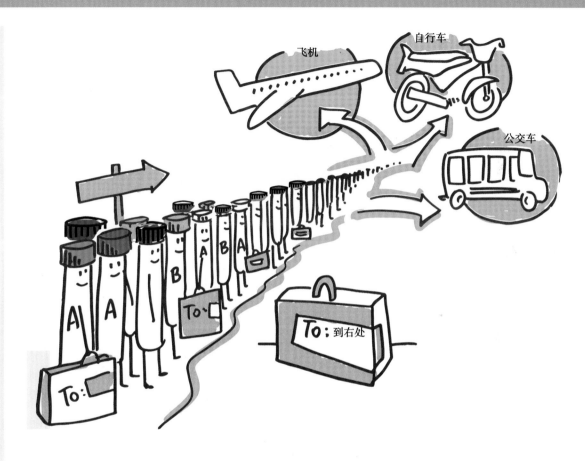

有关传染物质运输的更多信息：

- Guidance on regulations for the transport of infectious substances 2017-2018, World Health Organization, 2017:

  http://www.who.int/ihr/publications/WHO-WHECPI-2017.8/en/

（邹艳　译）

工具箱 5

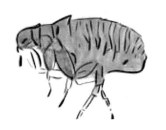

媒介控制

媒介传播疾病的预防以及疾病流行期间对生物媒介的控防措施

有些流行性疾病是通过节肢动物媒介(如蜱和昆虫)传播的。防止这些媒介传播疾病(VBDs)的传播,应该采取措施如防止接触生物媒介和(或)消除或减少生物媒介来保护人类。这些措施包括社区参与、个人保护和媒介控制操作。

可用工具的推荐和使用可根据疾病的传播水平来调整,疾病的传播水平可从散发到地方性流行以及最终到流行水平不等。通过预案和训练有素的员工来协调不同级别所使用的不同工具。

建议各国制定预案来预防和控制媒介传播疾病,为从事媒介控制活动的员工制定培训规划。区域协调也是必要的,因为大多数的媒介传播疾病会跨越国境。

工具箱 5

以下是本手册中易流行的媒介传播疾病列表。这些疾病通过不同的媒介传播,但有共同的传播模式,即通过叮咬(在其他媒介传播疾病,如美洲锥虫病和斑疹伤寒,也存在其他传播模式):

- 克里米亚-刚果出血热病毒(CCHFV)通过蜱(硬蜱科,主要是璃眼蜱属)传播。在地中海和中亚地区,最主要的媒介是边缘璃眼蜱。

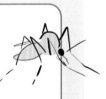

- 黄热病病毒、寨卡病毒和基孔肯雅热病毒通过蚊子传播,随着森林(野外)、农村、城市周边和城市的生命周期的不同,媒介种类也会有所不同。人畜共患病可发生在涉及各种媒介的森林传播中,而流行则发生在农村和城市的环境中,主要媒介为埃及伊蚊,其次为白纹伊蚊。

- 鼠疫是一种细菌性疾病,通过跳蚤传播到野生动物循环中,啮齿动物上的跳蚤在该循环中起主要作用。对于家庭环境中的流行,啮齿动物上的跳蚤(如最知名的印鼠客蚤)是主要媒介。然而,鼠疫耶尔森菌导致的疾病与蚤类之间的关系并无很强的特异性,因此,许多蚤类可作为鼠疫媒介。

这些不同的媒介具有不同的生态、行为、叮咬时间和传播循环。媒介的生态学对预防和控制这些疾病所采取的行动类型造成影响。在所有情况下,有四个关键行动:

a. **个人防护工具**:表 1 概括了不同媒介的叮咬行为以及现有的个人防护类型。

b. **媒介控制操作**:由公共机构和/或私人机构实施,并在社区层面开展行动。表 2 总结了用于每种媒介的媒介控制工具。

c. **社区参与**:这对暴发应对至关重要。

d. **沟通**:不同行动的沟通是成功的重要组成部分。公共卫生建议必须考虑社会和文化因素。

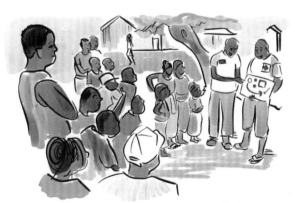

工具箱 5

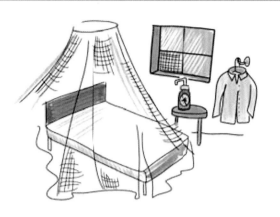

表 1　不同媒介类型的个人防护工具

媒介类型 （媒介传播疾病）	蜱 （克里米亚- 刚果出血热病毒）	伊蚊 （黄热病病毒、寨卡病毒 和基孔肯雅热病毒）	跳蚤 （鼠疫）
媒介生态学			
自然环境	森林,野生动物	家中,城市和农村	家中,野生动物
叮咬时间	白天	白天	全天
需要动物生命周期	是	否	是/否
个人防护工具			
蚊帐	−	+	−
驱避剂	++	+++	++
纱窗	+	+++	+
杀虫剂喷洒	+	+++	++
电子设备	−	++	−
消除家里的孳生地	−	+++	+++

　　在社区层面开展媒介控制活动,尽可能地消除媒介和幼虫,预防和控制媒介传播疾病的传播。媒介控制的实际操作要根据媒介类型和传播强度而定。
- 媒介控制策略应针对伊蚊的所有生命阶段(从卵到幼虫和成蚊)。
- 在控制措施中,杀虫剂的应用是最常见的,既可以用于携带媒介(如蜱、蚤)的动物,也可用于孳生地以杀死媒介的幼虫,最后可作为杀虫剂喷雾来消灭雌性成蚊。
- 其他媒介控制活动包括:
  - 环境措施:通过卫生管理、栖境管理和家畜管理来改善。
  - 机械措施:诱捕媒介。
  - 生物工具:使用天敌和生物杀灭蚊子的幼虫。
  - 其他化学物质:如使用天然激素的模拟物来阻止昆虫发育。
  - 基因修饰的生物带来了新一代媒介控制产品(如沃巴体细菌)。

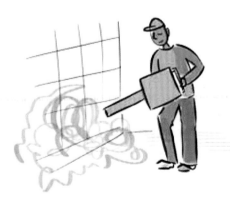

工具箱 5

表 2　不同媒介类型的媒介控制工具

媒介类型 （媒介传播疾病）	蜱 （克里米亚- 刚果出血热病毒）	伊蚊 （黄热病病毒、寨卡病 毒和基孔肯雅热病毒）	跳蚤 （鼠疫）
地方性流行状况			
幼虫杀虫剂	+	+++	+++
成虫杀虫剂	+	+	+++
动物喷雾	是	否	是
物理消除所有孳生地（公共场所和家庭）	+	+++	+++
机械诱捕	+	+	++
环境措施	+	++	+++
流行状况			
幼虫杀虫剂	+++	+++	+++
成虫杀虫剂	+++	+++	+++
动物喷雾	是	否	是
物理消除所有孳生地（公共场所和家庭）	+	+++	+++
机械诱捕	+	+++	+++
环境措施	+	+++	+++

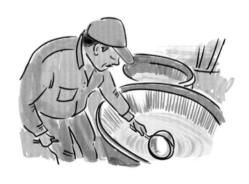

- 媒介控制工具可以通过综合媒介管理（Integrated Vector Management，IVM）方法（世界卫生组织，2012）单独或组合使用[1]。媒介控制活动的开展、效率和结果需要监测和评价，但是，这种监测和评价的方法无论是在媒介种群水平上还是在疾病传播方面往往都是缺乏的。
- 蚊子监测是媒介控制的一部分，有助于提高控制蚊子种群和预防疾病决策的及时性。幼虫和成虫的媒介种群都是监测的对象。应密切合作来收集和分析流行病学和昆虫学监测/指标。
  监测包括：
  - 蚊虫密度和地理分布。
  - 与人类宿主接触。
  - 控制工具的有效性（如对杀虫剂的耐药性）。

[1] WHO, Handbook for integrated vector Management, 2012 http：//apps. who. int/iris/ bitstream/10665/44768/1/9789241502801_eng. pdf

工具箱 5

基于媒介生态学和控制方案的疾病特异性方法

　　克里米亚-刚果出血热病毒通过边缘璃眼蜱传播。

- 这些蜱从六足幼虫阶段到成虫阶段的所有阶段都以吸血为生,以完成它们的生长发育和产卵。除了作为传播媒介外,蜱还是克里米亚-刚果出血热病毒的宿主。

- 幼虫期通常以小动物为食,成虫阶段以较大的动物为食,如鹿、羊和牛。蜱不具有宿主偏好,而人类被认为是偶然宿主。克里米亚-刚果出血热病毒进入动物种群循环而不引起疾病(除鸵鸟外),人类被认为是终宿主。

- 在有传播风险的地区,动物可感染克里米亚-刚果出血热病毒,故主要目标是告知公众和当地社区如何改善行为,减少疾病传播。

  - 这些行为包括防止与感染病毒的动物有血液接触(如屠宰动物)、防止蜱叮咬、防止在家庭治疗或葬礼期间的传播。

关键行为干预	
动物环境	• 减少环境中的蜱,减少蜱对动物的侵扰,或减少马厩/谷仓里的蜱侵扰。媒介蜱众多,分布广泛,使用杀螨剂(旨在杀死蜱的化学品)控制蜱虫仅是管理良好的牲畜养殖场的现实选择 • 在进入屠宰场前对动物实施检疫,或者在屠宰前 2 周用杀虫剂对反刍动物进行常规处理。这项措施可降低动物在屠宰过程中发生病毒血症的风险 • 在屠宰场或家中屠宰动物时,请穿戴个人防护用品(口罩、手套和防护服),以防止皮肤接触受感染的动物组织或血液
家庭环境	• 穿防护服(长袖衣服、长裤等)和浅色衣服(使之容易发现衣服上的蜱) • 在蜱活跃期(春季到秋季),避免进入蜱多的区域 • 定期检查衣服和皮肤上是否有蜱 • 将驱虫剂用于皮肤(如 DEET)和衣物(如氯菊酯)上 • 安全地去除皮肤上的蜱
卫生保健机构	• 有蜱叮咬史或与克里米亚-刚果出血热病毒患者接触后应及早就医 • 在治疗患者时,避免无保护地直接接触血液或体液 • 经常用肥皂和清洁水洗手 • 组织安全和有尊严的葬礼

工具箱 5

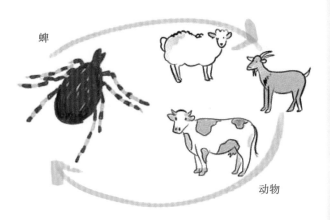

蜱

动物

- 目前的媒介控制措施并不完全令人满意：
  - 化学方法能使蜱产生抗药性、污染食物和环境。此外，化学方法控制蜱仅仅适用于管理良好和资源充足的家畜养殖机构，而这些机构在大多数受影响国家是罕见的。
  - 物理方法（如过度放牧、草地焚烧）对环境有重要的负面影响。
  - 生物学方法（如使用激素和生长调节剂、使用捕食性天敌、细菌、线虫和真菌）尚未完全证明有效。
- 疫苗接种被认为是控制蜱侵扰的一种有前途的选择方案。一种能有效预防蜱-动物-蜱循环的动物疫苗可以减少璃眼蜱的数量，减少动物中克里米亚-刚果出血热的流行，从而可减少人类暴露，是一种有成本效益的克里米亚-刚果出血热病毒预防措施。
- 病毒不能在人之间传播，而是偶尔感染人类。病毒需要扩增宿主（家畜和野生动物）提供血液以支持蜱类生长。

  黄热病病毒、寨卡病毒和基孔肯雅热病毒的流行是通过埃及伊蚊和白纹伊蚊传播的。伊蚊也传播登革热病毒。
- 虽然这些病毒在森林环境中可以由其他蚊子传播，并可能引起人畜共患病，但只有伊蚊才会导致流行，因为它们已经适应了城市环境，并且可以在城市和分散的农村地区的室内外以及其他人类住所中有积水的容器中产卵。
- 幼虫的发育时间可以非常短，不到 1 周，因此如果未采取任何媒介或幼虫控制措施，且条件（温度和水）合适，蚊子数量可呈指数增长。
- 因此，强烈建议在私人和公共场所通过物理方法消除所有孳生地，并对不能消除的孳生地使用杀幼虫剂，以持续控制这些蚊子。苏云金芽孢杆菌以色列变种毒素无耐药性和环境污染，因此推荐使用苏云金芽孢杆菌以色列变种毒素这一生物杀幼虫剂。

工具箱 5

- 在流行期间,推荐使用保护人类免遭蚊子叮咬的所有工具(表1),以及所有杀灭成蚊的现有工具,同时强化消除孳生地,使用杀幼虫剂和杀成蚊剂[2]。

  - 对产品的有效性进行监测时需要事先检测耐药性,必要时必须制定综合性耐药性管理计划。

  - 必须每天喷洒杀成蚊剂,直到蚊子密度减少到必须达到的布雷图指数(BI)(每100户中的阳性容器数)1以下[3]。

  - 社区参与也是控制埃及伊蚊和白纹伊蚊的重要组成部分。社区可以采取的一些主要行动包括通过参与性行动,如建议在工作场所和学校进行个人保护、消除孳生地、安装纱窗、全面监测环境,使之不利于蚊子生长繁殖。

- 埃及伊蚊和白纹伊蚊是城市虫媒病毒的主要媒介,对这些伊蚊的控制因许多因素(包括计划外的城市化和资源匮乏)的影响而没有达到预期的效果。然而,这些工具在许多情况下是唯一可用的,如果应用得当,可以控制传播。

鼠疫　几乎在世界所有地区都可传播到哺乳动物,特别是啮齿动物。

- 鼠疫流行通过两种主要传播方式影响人类。在流行初期,啮齿动物通过蚤作为媒介感染疾病,然后蚤离开死亡的啮齿动物,并转移到人类身上。在这个阶段,鼠疫被称为腺鼠疫,因为腹股沟淋巴结脓肿是主要临床症状。随着细菌传播到肺,人可以直接将鼠疫杆菌传染给其他人,这时的鼠疫称为肺鼠疫。

- 蚤具有宿主特异性,动物跳蚤叮咬人是偶然的。

- 改善卫生设施和鼠类控制是预防人类鼠疫的最佳做法。在报告鼠疫病例时,控制措施必须首先针对蚤,其次是啮齿动物,因为使用灭鼠剂可能导致副作用,会导致蚤离开死鼠,并转移到人身上。

- 根据环境条件,可以推荐大范围使用诱捕老鼠的捕鼠器。

- 也可采取环境措施驱除鼠类以及在鼠类出没的地方灭鼠。

- 社区参与对于协调鼠类控制活动、废物管理和家庭环境也非常重要。

（邹艳　译）

[2] WHO, Pesticide and their application for the control of vectors and pests of public health importance, 2006. http://apps. who. int/iris/bitstream/10665/69223/1/WHO_CDS_NTD_WHOPES_GCDPP_2006. 1_eng. pdf

[3] Bowman LR, Runge-Ranzinger S and McCall PJ. Assessing the Relationship between Vector Indices and Dengue Transmission: A Systematic Review of the Evidence. PLoS Negl Trop Dis. 2014 May; 8(5): e2848. doi: 10. 1371/ journal. pntd. 0002848

致谢

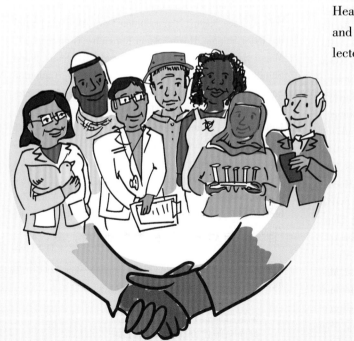

这本流行控制手册是世界卫生组织卫生应急规划部（Health Emergencies Programme，WHE），特别是在总部、地区和国家层面的许多感染危害管理（Infectious Hazard Management，IHM）专家集体奉献的成果。此外，还有世界卫生组织内的其他部门参加编写：

热带疾病研究和培训特别规划（Research and Training in Tropical Diseases，TDR）、卫生应急信息和风险评估（Health Emergency Information & Risk Assessment，HIM）、应急管理（Emergency Operations，EMO）、国家卫生应急准备和世界卫生条例（Country Health Emergency Preparedness & IHR，CPI）、信息证据与研究（Information Evidence and Research，IER）、脊髓灰质炎根除（Polio Eradication，POL）、被忽视的热带病（Neglected Tropical Diseases，NTD）控制等部门。

作者和贡献者

世界卫生组织感谢下列人员为本书编写、审阅和出版所作的贡献：

Aysheshim Ademe, Hernando Agudelo, Kate Alberti, Sylvain Aldighieri, Yahaya Ali Ahmed, Sophie Allain Ioos, Yokouide Allarangar, Inacio Alvarenga, Javier Aramburu, Richelot Ayangma Mouko, Jean-Christophe Aze, Freddy Banza Mutoka, Cecile Barbou des Courieres, Mady Ba, Maurizio Barbeschi, Philippe Barboza, Jennifer Barragan, Ahmadou Barry, Rodrigue Barry, Bienvenu Baruani Ngoy, Marie Roseline Darnycka Belizaire, Luisa Belloni, Simeon Bennett, Justus Benzler, Isabelle Bergeri, Eric Bertherat, Terry Besselaar, Aphaluck Bhatiasevi, Viviane Bianco, Bonkoungou Boukaré, Anna Bowman, Rick Brennan, Sylvie Briand, Caroline Brown, Gisèle Bwende Kasungi, Jorge Castilla, Andersen Chimusoro, Stella Chungong, Laurence Cibrelus, Ian Clarke, Peter Clement, Rudi Coninx, Alejandro Costa, Ana Paula Coutinho Rehse, Fernando Da Silveira, Arsene Daizo, Farah Dakhlallah, Lucia Dell Amura, Ghyllain Demba Lubambo, Janet Diaz, Heidi Divecha, Devika Dixit, Mamoudou Harouna Djingarey, Sabelo Dlamini, Emmanuel Douba, Patrick Drury, Kara Durski, Amgad Abdalla Elkholy, Nedret Emiroglu, Rocío Escobar, Anthony Eshofonie, Socé Fall, Ana Fernandes, Katya Fernandez, Johanna Fihman, Julia Fitzner, Pierre Formenty, Florence Fouque, Mara Frigo, Florence Fuchs, Caroline Fuhrer, Christian Fuster, Gaya Gamhewage, Erika Garcia, Sandra Garnier, Semere Gebregiorgis, Yohannes Ghebrat,

Carolina Gomes, Philip Gould, Peter Graaff, Michael Griffin, Mary-Anne Groepe, Aspen Hammond, Alexandra Hill, Siddhivinayak Hirve, Daniel Hougendobler, Khelifi Houria, Stéphane Hugonnet, Poonam Huria, Anne Huvos, Benido Impouma, Christian Itama Mayikuli, Yurie Izawa, Alpha Jallow, Sandrine Joucla, Hilary Kagume Njenge, Arnaud Kahn, Lingawako Kalinde Mangachi, Ebba Kalondo, Masaya Kato, Erin Kenney, Joyce Kerubo Onsongo, Asheena Khalakdina, Moakofhi Kentse, James Kojo Teprey, Davi Kokou Mawulé, Innocent Komackech, Alexandra Kontic, Thomas d'Aquin Koyazegbe, Eve Lackritz, Andersson Latt, Sharmila Lareef-Jah, Anaïs Legand, Dominique Legros, Ellen Leroy, Ailan Li, Francois Libama, Maja Lievre, Clement Lingani, Jennifer Linkins, Daniel Lucey, André Lukusa, Nuha Mahmoud, Kevin Makadzange, Mamunur Malik, Awandha Mamahit, Koria Mankampa, Stephen Maphosa, Rima Marrouch, Christian Massidi, Humphreys Masuku, Margaux Mathis, Petrus Mhata, Ruhana Mirindi Bisimwa, Ann Moen, Vital Mondonge Makuma, Oliver Morgan, Sylvie Mortier, Amadou Mouctar Diallo, Mireille Flore Mouele, Ahamada Msa Mliva, Kelias Msymbaoza, Martin Muita, Marjorie Mupandare, Robert Musoke, Abrahams Mwanamwenge, Dhamari Naidoo, Michel N'da Konan Yao, Miriam Nanyunga, Jérôme Ndaruhutse, Charlotte Faty Ndiaye, Jean-Bosco Ndihokubwayo, Landry Ndriko Mayigane, Bla François Nguessan, Tim Nguyen, Dorit Nitzan, Lionel Nizigama, Ian Norton, Deo Nshimirimana, Alex

Ntale Gasasira, Innocent Nzeyimana, Roderico Ofrin, Sally-Ann Ohene, Ifeanyi Okudo, Babatunde Olowokure, David Olson, Catherine Oswald, Heather Papowitz, Cyr Passi-Louamba, Scott Pendergast, William Augusto Perea Caro, Anne Perrocheau, Arturo Pesigan, Lorenzo Pezzoli, Marcia Poole, Jukka Tapani Pukkila, Arthur Rakotonjanabelo Lamina, Otim Patrick Cossy Ramadan, Bardan Jung Rana, João Rangel De Almeida, Peter Rehse, Bertrand Renaud, Tatiana Resnikoff, Amelie Rioux, Guenael Rodier, Jose Rovira Vilaplana, Olivier Ronveaux, André Rusanganwa, Florence Rusciano, Michael Ryan, Massambou Sacko, Grace Saguti, Niang Saidou Doro, Mohamed Sainda, Peter Salama, Rosine Sama Kanembe, Gina Samaan, Magdi Samaan, Ravi Santhana Gopala Krishnan, Nikki Shindo, Véronique Sicilia, Raphael Slattery, Catherine Smallwood, Vincent Sodjinou, Peter Songolo, Mary Stephen, Oliver Gerd Stucke, Ute Ströher, Aka Tano Bian, Israel Tareke, Joanna Tempowski, Michel Thieren, Desta Tiruneh, Ciro Ugarte Casafranca, Heini Utunen, Maria Van Kerkhove, Katelijn Vandemaele, Reinhilde Van De Weerdt, Raman Velayudhan, Sirenda Vong, Christèle Wantz, Sergio Yactayo, Sanyang Yaya, Daniel Yota, Zebulon Yoti, Wenqing Zhang, Ursula Zhao, Weigong Zhou.

本手册的编写工作由感染危害管理部主任 Sylvie Briand 及 Margaux Mathis 领导，并与上述专家合作完成。

编辑：Thomson Prentice
封面和版式设计：Vivian Lee
插图：Sam Bradd（Drawing Change）

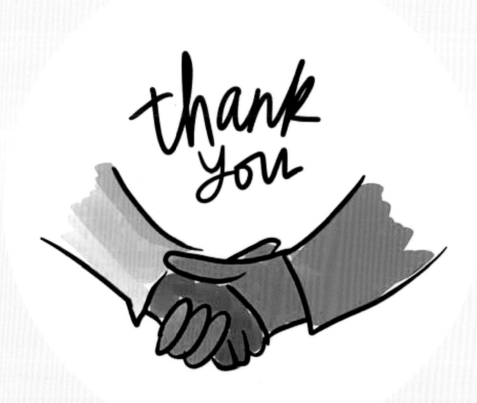